Annegret Noble

TEENAGER AUSSER KONTROLLE

Erlebnistherapie
als Chance

W0074735

vgs
EGMONT

Originalausgabe
© 2009 vgs
verlegt durch EGMONT Verlagsgesellschaften mbH,
Gertrudenstr. 30–36, 50667 Köln
Alle Rechte vorbehalten

© RTL Television 2009,
vermarktet durch RTL Enterprises GmbH
Realisation: Ariadne Buch, München

1. Auflage
Umschlaggestaltung: Zero Werbeagentur, München
Titelfoto: © mauritius-images/ Photo alto – ès collection
Fotos Rückseite und Innenklappe: © Tresor TV
Redaktion: Valerie Kurth
Lektorat: Ulrike Reinen
Produktion: Susanne Beeh
Satz: Achim Münster, Köln
Druck: CPI – Clausen & Bosse, Leck
ISBN 978-3-8025-3664-9

www.vgs.de

Für all die Jugendlichen und Familien,
die mich in schwierigen Zeiten an ihrem Leben
haben teilnehmen lassen.

Vorwort

Letzten Sommer machten sich Moritz (17), Kevin (16), Andreas (16), Cristina (15), Linda (16) und Jeni (14) auf nach Colorado in den USA, um nach mehreren fehlgeschlagenen Versuchen ihr Leben endlich wieder in die rechten Bahnen zu lenken. In Deutschland war ihr Leben von Aggression, Drogen, Alkohol, Gewalt, Schule schwänzen und Konflikten mit ihren Eltern geprägt. In Colorado nahmen sie an einem Natur- und Erlebnistherapieprogramm teil, das ihnen durch ein einfaches Leben, tägliche Therapiesitzungen, klare Grenzen und viel Bewegung dabei half, sich und ihr Leben in einem anderen Licht zu betrachten. Sie erwarben neue Fähigkeiten und Fertigkeiten, redeten über schlechte Erfahrungen, Probleme und Gefühle und schmiedeten Pläne für die Zukunft. Die Eltern der Jugendlichen besuchten ihre Kinder zweimal für jeweils eine Woche, um an Familientherapiesitzungen teilzunehmen und neue Erziehungsstrategien zu lernen. Die Erlebnisse und Erfahrungen der Jugendlichen und ihrer Familien wurden von Kameras dokumentiert und im Rahmen der Serie „Teenager außer Kontrolle" bei RTL ausgestrahlt.

Dieses Buch wendet sich vor allem an Eltern, die mehr über die Prinzipien und Strategien erfahren wollen, die in diesen Therapieprogrammen benutzt werden. In jedem Kapitel wird anhand der Erlebnisse der Jugendlichen in Amerika ein wichtiges Thema oder Erziehungsprinzip angesprochen und erklärt. Im Anhang finden Sie zudem eine Reihe von praktischen Tipps, die Sie kopieren und benutzen können, um einen besseren und friedlicheren Umgang miteinander zu erzielen.

Annegret Noble

Inhalt

Natur- und Erlebnistherapie

Ankunft in Colorado

Es ist 23 Uhr. Wir sind nach einem langen Nachmittag im Auto endlich am Guanella Pass angekommen und laden den Anhänger aus. Wir müssen bis zu unserem endgültigen Ziel am Fuß des 4204 Meter hohen Gipfels des Square Top Mountain noch etwa eine Stunde laufen. Die Jugendlichen setzen zum ersten Mal ihre Rucksäcke auf und fangen gleich an, sich zu beschweren. Es sind ungefähr fünf Grad und die Höhenluft auf 3600 Metern macht uns allen zu schaffen. Jeder kleine Schritt kostet Kraft. Wenn es auch nur leicht bergauf geht, ist man nach zehn Schritten völlig erschöpft. Für die Jugendlichen ist es jetzt sieben Uhr morgens. Vor 24 Stunden waren sie noch zu Hause – haben geraucht, gekifft, getrunken, herumgepöbelt, andere bedroht, Schule geschwänzt, gestohlen, sich geschlagen und ihre Eltern angebrüllt. Jetzt sind sie „am Ende der Welt" in den Bergen Colorados, den Rocky Mountains, der berühmten Bergkette, die sich von Kanada bis nach Mexiko durch die Vereinigten Staaten von Amerika zieht. Hier werden die Jugendlichen in den nächsten Monaten leben und arbeiten und dabei herausfinden, ob sie das Risiko eingehen können und wollen, sich und ihr Leben grundlegend zu ändern.

Um uns herum sind Sträucher, Gräser, Steine, Felsen und kleine Schneewehen, Überbleibsel von einem sommerlichen Schneesturm, der hier in den Rockies nichts Ungewöhnliches ist. Im Hintergrund hört man einen Bach, ansonsten herrscht totale Stille. Wir sind an unserem Zuhause für die nächsten

Tage angekommen. Durch das einfache Leben und die Auseinandersetzung mit der Natur werden die Jugendlichen sich hier selbst besser kennenlernen und herausfinden, was ihnen im Leben wirklich wichtig ist. Sie werden erleben, dass ihre Entscheidung, sich nicht an Regeln und an sie gestellte Erwartungen zu halten, Konsequenzen hat. In der Therapie werden sie ihre Vergangenheit aufarbeiten und lernen, ihre Gefühle auszudrücken, ohne gewalttätig zu werden.

Am Tag steigt die Temperatur auf 25 Grad. Da wir uns oberhalb der Baumgrenze befinden, gibt es kaum Schatten. Schon am ersten Tag erfahren einige der Jugendlichen am eigenen Leibe, dass unser ständiges Reden von Sonnencreme wenig damit zu tun hat, ihnen unseren Willen aufzuzwingen. Mit Sonnenbrand fällt das Schlafen schwer. Schnell fragen sie dann von selbst nach der Sonnencreme. Auch unser Hinweis, dass es aufgrund von Höhenluft und Jetlag wichtig ist, viel Wasser zu trinken, wird von einigen zunächst ignoriert. Erst, als die Jugendlichen durstig sind und Kopfschmerzen haben, fangen sie an, unsere Vorschläge ernst zu nehmen. Sie werden noch mehrmals testen müssen, ob wir sie nicht doch nur schikanieren wollen, aber sie haben jetzt erlebt, dass unsere Vorschläge eigentlich ihrem eigenen Wohl dienen. Solange ihr Verhalten sie nicht wirklich in Lebensgefahr bringt, erlauben wir den Jugendlichen, die natürlichen Konsequenzen ihrer Entscheidungen zu erleben. So sehr sie dann auch versuchen, jemand anderem die Schuld für ihr Problem – Sonnenbrand, Kopfschmerzen, Blasen – in die Schuhe zu schieben, werden sie die Verantwortung dafür nicht los. Wir Betreuer haben lediglich ihre Entscheidung respektiert. Genau wie sie das zu Hause immer wollten, wenn sie ihren Eltern lautstark mitteilten, dass dies doch *ihr* Leben sei und die Eltern sich da gefälligst raushalten sollten.

Wegen der Höhenluft schwankt die Temperatur hier in den Bergen sehr stark. Sobald die Sonne weg ist, wird es kalt. In der Nacht fällt die Temperatur oft fast bis auf den Gefrierpunkt. Da wirken ein Zelt und ein warmer Schlafsack auch um 20.30 Uhr schon einladend – fast undenkbar für Jugendliche, die sonst die Nacht zum Tag machen und erst nach Hause kommen, wenn die Sonne schon wieder aufgeht.

Die ersten Tage hier in den Rockies dienen der Eingewöhnung, der Entgiftung und der Besinnung auf sich selbst. Die Jugendlichen werden anfangs wenig miteinander reden. Vielen fällt das Leben ohne die gewohnten Ablenkungen schwer. Aber wer sich selbst nicht kennt, kann sich auch nicht auf Beziehungen einlassen oder Pläne für sein Leben schmieden. Jugendliche, die von der Schule geflogen sind, denen Haftstrafen für schwere Körperverletzung drohen, die jeden Tag Drogen nehmen und sich betrinken, die oft tagelang nicht nach Hause kommen, haben hier die Chance, eine andere Seite von sich selbst kennenzulernen. Mithilfe der Therapie und durch das einfache Leben in der Natur werden die Jugendlichen am Ende ihrer Zeit in der Wildnis hoffentlich reifer, selbstbewusster, zuversichtlicher und verantwortungsbewusster sein und Pläne für eine bessere Zukunft haben.

Warum Erlebnis- oder Naturtherapie?

Sie werden sich jetzt vielleicht fragen: Wie funktioniert diese Form von Therapie denn eigentlich? Viele der Jugendlichen haben seit mehreren Jahren mit Polizei, Jugendamt und Therapeuten zu tun. Einige waren eine Zeit lang im Heim oder in der Psychiatrie. Sie haben sich verändert und Fortschritte gemacht, sind aber rückfällig geworden. In ihrem gewohnten Umfeld haben sie es nicht geschafft, ihr Leben wirklich in andere Bahnen zu lenken.

Hier in der Wildnis sind Jugendliche aus ihrem Alltag und ihrer gewohnten Umgebung herausgenommen. Sie lassen alles zurück, was sie davon ablenkt, sich mit sich selbst, ihren Gefühlen, ihren Gedanken, ihren Träumen, ihren Zielen und ihren Werten auseinanderzusetzen. Ohne Telefon, ohne Handy, ohne MP3-Player, ohne Computer, ohne Fernsehen, ohne Internet und ohne Videospiele wird das Leben auf einmal viel einfacher. Hier haben die Jugendlichen viel Zeit zum Nachdenken, zum Reflektieren und zur Besinnung. Sie sind nur für sich selbst und ihre Entscheidungen verantwortlich. Sie müssen sich nicht ständig darüber Gedanken machen, was morgen passiert. Sie können und müssen sich auf die Gegenwart konzentrieren.

In der Wildnis ist es egal, wie man aussieht, welche Farbe die Haut hat, wo man seine Klamotten kauft, wen man kennt und wie schlau man ist. Die Natur behandelt alle Menschen gleich. Wenn ein Jugendlicher sein Zelt nicht richtig aufstellt, stößt der Wind es um – und der Jugendliche wird nass. Wenn jemand nicht weiterwandern will, kann er noch so viel herumbrüllen, er wird erst Wasser finden, wenn er an den nächsten Bach kommt. Wenn man den Rucksack schnell und ohne Sorgfalt packt, dann fühlt er sich schwerer an, und der Rücken tut weh. Wenn man seine Socken nicht trocken hält, bekommt man Blasen. In vielen Situationen brauchen die Betreuer gar keine Konsequenzen aufzuzeigen – ohne Worte weist die Natur die Jugendlichen schnell in ihre Grenzen.

Jugendliche, die sonst jeden Tag tun, was sie wollen, wenig Respekt haben und kaum Grenzen kennen, werden auf einmal mit der Macht der Natur konfrontiert. Hier geht es nicht darum, Leute zu beeindrucken oder einzuschüchtern. Hier in der Wildnis geht es jeden Tag ums Überleben, um Leben und Tod. Da werden die anderen Dinge, mit denen Jugendliche sich sonst beschäftigen, sehr viel unwichtiger. Außerdem entwickeln sie oft eine gewisse Ehrfurcht vor der Macht der Natur. Die Natur kann nicht manipuliert oder beeinflusst werden. Die Natur kennt keine Gnade, auch wenn man herumschreit, droht oder verhandeln will. Auch der aufmüpfigste, stolzeste, von sich selbst überzeugteste Jugendliche wird da auf seinen Platz verwiesen – und dieser befindet sich nicht im Mittelpunkt des Universums.

Alleinsein ist für viele Jugendliche schwer. Vor allem, wenn sie mit sich selbst nicht zufrieden sind. Auf dem Weg durch die Wildnis lernen sie, entweder gute Wegbegleiter zu sein, oder andernfalls viel Zeit in schlechter Gesellschaft verbringen zu müssen. Denn wenn sie lernen, mit sich selbst ins Reine zu kommen, dann haben sie ihren besten Freund immer mit dabei. Wenn nicht, werden sie viele Stunden in der Gesellschaft einer nicht besonders liebenswerten Person verbringen – sich selbst. Viele Jugendliche entdecken in der Wildnis, dass sie weder das Gelbe vom Ei, noch der Abschaum der Gesellschaft sind – sondern einfach nur Menschen mit Stärken und Schwächen, Fehlern und guten Seiten. Und dass dies gut genug ist.

Die Jugendlichen verbringen viel Zeit in der Stille. Das Schweigen hilft ihnen, über sich selbst nachzudenken und sich an Situationen zu erinnern, die sie am liebsten vergessen würden, weil sie unangenehme Gefühle heraufbeschwören. In der Stille erkennen die Jugendlichen, dass Gefühle keine Macht über sie haben, sondern wirklich nur das sind: Gefühle. Die Jugendlichen machen sich Gedanken über das, was ihnen wirklich wichtig ist im Leben. Und normalerweise entdecken sie, dass das nicht die Klamotten, die „Szene", die Partys und das „Abhängen" sind, sondern Familie, Beziehungen, Schule, Ausbildung und eine gute Zukunft. Jugendliche, denen alles egal ist, entdecken auf einmal, dass sie sich nach Liebe und Geborgenheit sehnen. Jugendliche, die zu Hause ständig ihre

Eltern und Geschwister anbrüllen und bedrohen, finden heraus, dass dies genau die Menschen sind, die ihnen am meisten bedeuten.

Anfangs versuchen die meisten Jugendlichen, sich auch in der Wildnis abzulenken. Sie reden ständig – trotz Konsequenzen. Sie konzentrieren sich auf oberflächliche Themen wie das Wetter oder das Essen. Sie beklagen sich über den Dreck, die Kälte, die Hitze, den Regen, die Sonne, den Rucksack, die Schuhe. Aber selbst die unruhigsten Jugendlichen hören irgendwann auf sich abzulenken und konzentrieren sich auf sich selbst. Manchmal dauert das zwei Tage, manchmal zwei Wochen, aber irgendwann passiert es. Und dann reden sie über Themen, die selbst die Therapeuten erstaunen: Was ist der Sinn des Lebens? Gibt es ein Leben nach dem Tod? Wie kann man den Aidskranken in Afrika helfen? Wie kann man seinen Eltern zeigen, dass man dankbar ist?

Das einfache Leben bedeutet natürlich nicht, dass wir den Jugendlichen nur viel wegnehmen, im Gegenteil, wir geben ihnen auch viel – vielleicht nicht immer das, was sie wollen, aber auf jeden Fall das, was sie brauchen. Wir geben den Jugendlichen gesundes – wenn auch nicht immer schmackhaftes – Essen. Wir geben ihnen einen geregelten Tagesablauf. Wir geben ihnen genug Schlaf. Wir geben ihnen viel Aufmerksamkeit. Wir geben ihnen die Gelegenheit, über sich selbst hinauszuwachsen, sich selbst zu überraschen und Dinge zu tun, die sie nie für möglich gehalten haben.

Die Jugendlichen bewegen sich jeden Tag. Einige nehmen ab. Andere nehmen zu. Der Körper findet zu einem gesunden Gewicht zurück. Die Jugendlichen werden stärker. Sie entwickeln Muskeln und Ausdauer. Sie werden gesünder. Ihr Immunsystem erholt sich. Drogen werden aus dem Körper ausgeschieden. Auch das Gehirn kann sich von Drogen, Alkohol und Zigaretten erholen und weiterentwickeln – so wie das eigentlich während dieser Zeit im Leben sein sollte.

Die Jugendlichen werden rund um die Uhr intensiv betreut. Wenn schwierige Gedanken oder Gefühle zutage treten, ist ein Betreuer oder Therapeut da, um den Jugendlichen zu helfen damit umzugehen – und ihnen zu zeigen, wie sie das in Zukunft auch selbst tun können.

Wir arbeiten gemeinsam mit den Jugendlichen daran herauszufinden, worin sie ihre Probleme sehen und welche Ziele sie für die Zeit in der Wildnis, aber auch für ihre Zukunft haben. Als Betreuer haben wir kein Interesse daran, den Willen der Jugendlichen zu „brechen". Im Gegenteil, die Jugendlichen brauchen ihren Willen, um ihr Leben in den Griff zu bekommen. Ohne ihren Willen können sie keine Entscheidungen für sich und ihr Leben treffen, sich keine Ziele stecken und keine Selbstkontrolle ausüben. Wir übernehmen zeitweise die Kontrolle, wenn sich die Jugendlichen weigern, dies in produktiver Weise selbst zu tun. Unser Ziel ist es jedoch, dass sie ihr Verhalten und damit ihr Leben selbst kontrollieren, damit sie das Leben, die Beziehungen und die Freiheiten bekommen, nach denen sie sich sehnen.

Nach ein paar Wochen in der Natur entwickeln die Jugendlichen oft ein neues Gefühl von Dankbarkeit. Auf einmal sind sie dankbar für eine Dusche, für saubere Kleidung, für Schokolade oder Gummibärchen, für einen wunderschönen Sonnenaufgang, für den Sonnenschein nach einer kalten Nacht, für ein Feuer im Regen. Dann erkennen sie, dass sie zu Hause viele Dinge als selbstverständlich hingenommen haben, die nicht unbedingt selbstverständlich sind: ein Dach überm Kopf, gewaschene Wäsche, ein eigenes Zimmer, gekochtes Essen, einen Kühlschrank, ein Bett, Markenklamotten, Elektrizität, eine Toilette. Die Liste wird oft sehr lang. Anstatt zu verlangen und nie genug zu haben, erkennen viele Jugendliche, wie verwöhnt sie sind und wie gut es ihnen eigentlich geht.

Nach der Besinnung auf sich selbst lernen die Jugendlichen dann auch, als Gruppe zusammenzuarbeiten. Sie sehen, dass sie mit ihren Problemen nicht allein sind. Andere Jugendliche haben ähnliche Sorgen und Schwierigkeiten in ihrem Leben. Da wachsen Verständnis und Einfühlungsvermögen. Anstatt sich auf Unterschiede zu konzentrieren, erkennen sie, dass sie sich eigentlich eher ähnlich sind. Jugendliche, die oft Außenseiter waren, gehören auf einmal dazu. Sie werden so akzeptiert, wie sie sind. Das Ziel in der Gruppe ist es nicht zu beeindrucken, sondern „echt" zu sein. Viele der Jugendlichen haben zum ersten Mal in ihrem Leben die Freiheit, sie selbst zu sein und nicht deswegen gehänselt oder ausgestoßen zu werden. Da sitzt der Ausländerfeindliche neben der Ausländerin, der Klassenclown neben dem Depressiven, die Sitzenbleiberin neben dem Streber, der Ängstliche, der fast nie sein Haus verlässt, neben dem Drogenabhängigen, der alles tun würde, um den nächsten Fix zu bekommen. Und irgendwie lernen sie, miteinander umzugehen, sich zu vertrauen, sich zu respektieren, sich gegenseitig zu unterstützen, voneinander zu lernen und sich gegenseitig herauszufordern. Das ist die Kraft der Natur.

Geschichte der Naturtherapie

In den USA entstand die Naturtherapie eigentlich durch einen Zufall. In der psychiatrischen Klinik in New York gab es im Jahr 1901 nicht genug Betten. Darum wurden Patienten in Zelten im Garten untergebracht. 1906 passierte das Gleiche in San Francisco. Die in Zelten untergebrachten Patienten schienen schnellere Fortschritte zu machen – vermutlich weil sie frische Luft atmeten, sich mit anderen Patienten austauschen konnten und mehr Aufmerksamkeit vom Krankenhauspersonal bekamen. Diese erste Episode der Naturtherapie ging jedoch schnell vorüber, und die Patienten wurden wieder in Krankenhäusern untergebracht.*

Offiziell entstand die Natur- oder Abenteuertherapie erst um 1940. Zu diesem Zeitpunkt gründete Kurt Hahn die Organisation *Outward Bound,* die die Erlebnispädagogik in ihren Mittelpunkt stellte. Die „Deutsche Gesellschaft für Europäische Erziehung" wurde dann im Jahre 1951 gegründet. Teilnehmer der Naturtherapie berichteten regelmäßig, dass das einfache Leben und die Herausforderungen der Natur ihr Selbstwertgefühl stärkten und dass sie sich insgesamt gesünder und psychisch belastbarer fühlten.

Kurt Hahn war zwar kein Pädagoge, wird aber trotzdem oft als „Vater der Erlebnispädagogik" betrachtet. Er wurde 1886 in Deutschland geboren, verbrachte aber schon als Kind viel Zeit in England. Als er 18 Jahre alt war, erlitt er einen starken Hitzschlag, von dem er eine bleibende Behinderung zurückbehielt. Während der langen Genesungszeit in England las Hahn viele Bücher über Erziehung und Pädagogik. Seine Devise wurde: „Deine Behinderung ist deine Chance." Nach seiner Rückkehr nach Deutschland fand Kurt Hahn einen Freund und Mitstreiter in Prinz Max von Baden. Zusammen gründeten sie das Internat Schloss Salem. Die Schüler lernten dort mehr als theoretisches Wissen, denn Hahn glaubte, dass es wichtig für Kinder und Jugendliche war, Sport zu treiben, Zeit in der Natur zu verbringen und ihren Interessen nachzugehen.

---

* Caplan, R. B. (1974). Early forms of camping therapy in American mental hospitals. In: Lowry, T.P. (Ed.), Camping Therapy. Springfield, IL: Thomas Books

Hahn wanderte in den 1930er-Jahren endgültig nach England aus, da er als Jude in Deutschland nicht länger sicher war. Er gründete in Schottland eine dem Internat Schloss Salem ähnliche Schule, die Schülern nicht nur Lehrstoff, sondern auch Erlebnisse vermittelte. Kurt Hahn glaubte fest daran, dass man nur wenig von dem behält, was man hört oder sieht, dass man aber nie vergisst, was man am eigenen Leibe erlebte. Er beschrieb damals die grundsätzlichen Probleme der Menschheit als Mangel an menschlicher Anteilnahme, Initiative, Spontanität und Sorgsamkeit sowie Verfall körperlicher Tauglichkeit. Um diesen Problemen nicht nur im Rahmen seiner Schule entgegenzutreten, gründete er schließlich *Outward Bound* für 16- bis 20-jährige Schüler. Die jeweils vierwöchigen Kurse konzentrierten sich auf körperliches Training und den Dienst am Nächsten, ein Projekt, das hohe aber trotzdem erreichbare Ziele setzte, sowie die Expedition, die das Leben und Überleben in der Natur erforderte. Die Jugendlichen erlebten auf diesen Expeditionen psychische und physische Anstrengungen als etwas Positives. Sie wurden an ihre Grenzen gebracht und sahen, dass sie mehr leisten konnten, als sie sich je vorgestellt hatten. Auch noch Jahre nach ihren Abenteuern erinnerten sich die Teilnehmer daran, dass sie auf ihrer Expedition Probleme gelöst hatten, die auf den ersten Blick unlösbar erschienen waren. Später waren sie aus diesem Grund in der Lage, andere Bewährungsproben in ihrem Leben mit Mut und Zuversicht anzugehen.

Wenige Jahre, nachdem *Outward Bound* die ersten Jugendlichen in die Wildnis geschickt hatte, entstanden die ersten Naturtherapie-Programme. Im Gegensatz zu *Outward Bound* waren diese speziell für Jugendliche konzipiert, die psychologische Schwierigkeiten oder Verhaltensprobleme hatten. Heute gibt es in den USA Hunderte von Programmen, die diese Art von Therapie anbieten. Auch wenn sie sich in den Details unterscheiden, sind sich die Programme im Großen und

Ganzen sehr ähnlich. Die Teilnehmer leben in Gruppen von sechs bis zwölf Jugendlichen zusammen. Sie wandern, klettern, fahren Rad, segeln, zelten oder reiten. Es gibt klare Regeln und Erwartungen. Durch angemessenes Verhalten und die Teilnahme an der Therapie können sich die Teilnehmer größeren Freiraum erarbeiten. Betreuer sind 24 Stunden am Tag mit den Jugendlichen zusammen, bieten ihnen Gemeinschaft an und leben ihnen vor, wie man mit Gefühlen und Problemen umgeht. Die Jugendlichen werden von ausgebildeten Therapeuten betreut, die regelmäßig Gruppensitzungen leiten und Einzelgespräche anbieten.

Das Sozialsystem in den USA ist mit dem deutschen schwer vergleichbar. In einigen Fällen tragen Krankenkassen oder Schulbezirke einen Teil der Kosten für ein solches Therapieprogramm. In den meisten Fällen bezahlen die Familien jedoch selbst. Auch Krankenkassen bezahlen in den USA nur einen Teil einer Krebsbehandlung, eines Krankenhausaufenthaltes nach einem Verkehrsunfall oder eines Kaiserschnitts; der Rest (oft 30 bis 60 Prozent) muss von der Familie des Patienten getragen werden. Während in Deutschland normalerweise die Jugendämter für Heimaufenthalte oder Familienhilfe-Maßnahmen aufkommen, gibt es keine vergleichbare Institution in den USA. Außerdem rechnen Eltern in den USA mit 25.000 bis 100.000 Dollar oder sogar mehr, die sie für das Studium ihres Kindes bezahlen müssen. Oft fangen sie schon bei der Geburt des Kindes an, für das Studium zu sparen. Familien greifen dann häufig auf diese Gelder zurück, um ein Therapieprogramm zu finanzieren – denn ein Jugendlicher, der die Schule abbricht und Drogen nimmt, wird in der Regel sowieso keinen Studienplatz bekommen. Die meisten Programme dauern acht bis zwölf Wochen und kosten zwischen 400 und 500 Dollar pro Tag. Damit Eltern, die in einer Krise nach Hilfe suchen, nicht ausgenutzt werden und Jugendliche nicht in die Hände von unprofessionellen „Bootcamps" fallen, gibt es mittlerweile Organisationen, die die Qualität und Seriosität solcher Programme überwachen. Die größte davon ist die National Association of Therapeutic Schools and Programs (NATSAP). Die Mitglieder verpflichten sich unter anderem, keine Gewalt gegenüber den Jugendlichen anzuwenden und nur ausgebildete und qualifizierte Mitarbeiter einzustellen.

Trotz aller Sicherheitsmaßnahmen gibt es natürlich immer wieder Unfälle in diesen Programmen, denn die Wildnis und die angebotenen Aktivitäten bringen ein gewisses Risiko mit sich. Allerdings ist ja auch das Leben zu Hause nicht ohne Gefahren. Jugendliche können sich sowohl beim Fußball spielen im örtlichen Verein als auch beim Überspringen eines Baches in den Rocky Mountains ein Bein brechen oder eine Sehne reißen. In der Regel überwiegen die Vorteile der Therapie die Risiken. Zumal Jugendliche, die Drogen nehmen, sich regelmäßig prügeln und sich nachts in der Großstadt herumtreiben, auch ein erhöhtes Risiko eingehen, verletzt zu werden oder sogar zu sterben.

Für viele Familien sind diese Natur- und Erlebnistherapie-Programme ein letzter Ausweg, ihren Teenagern zu helfen, Beziehungen zu reparieren und mit neuer Hoffnung in die Zukunft zu schauen. Selbstverständlich bedeutet das nicht, dass diese Form der Therapie die richtige Maßnahme für jede Familie ist.

Drogen und Alkohol

Überleben in der Natur

Die Sonne geht auf. Es wird langsam warm. Die Jugendlichen stehen auf und schauen sich um. Sie stellen schnell fest, dass sie hier wirklich am Ende der Welt sind – oder es zumindest so aussieht. Einige fangen an, vom Weglaufen zu reden. Die Gefühle der Jugendlichen schwanken zwischen Panik und Wut – eine normale Reaktion auf das Ungewohnte.

Wir nehmen uns Zeit, den Jugendlichen beizubringen, wie man in der Natur überlebt. Wichtige Fragen in der Wildnis sind: Wie geht man aufs Klo, wenn es keine Toiletten gibt? Wie kocht man ohne Herd – oder ohne Mikrowelle? Wie geht man mit den extremen Temperaturschwankungen um? Wie packt man einen Rucksack? Wie baut man ein Zelt auf, damit es auch bei Wind und Wetter nicht zusammenbricht? Was tut man mit nassen Socken?

Nachdem wir ihnen die Regeln und die an sie gestellten Erwartungen für die nächsten Wochen mitgeteilt haben, fangen die Jugendlichen an, lautstark zu rebellieren. Sie fühlen sich ungerecht behandelt und in ihrer Freiheit eingeschränkt, weil sie nicht rauchen dürfen und weil wir sie bitten, zwei Tage lang nicht miteinander zu reden, damit sie sich auf sich selbst konzentrieren können. Dass sie zu Hause Menschen tyrannisiert, beraubt oder verprügelt haben und damit deren Leben nicht nur eingeschränkt, sondern für immer verändert haben, vergessen sie da gern. Die Jugendlichen haben durch ihre eigenen Entscheidungen und ihr Verhalten ihre Freiheit aufgegeben. Sie sind hier, damit sie nicht ins Gefängnis müssen und statt einer Haftstrafe vielleicht Bewährung bekommen.

Linda *(16) hat seit sechs Monaten eine eigene Wohnung. Davor war sie zwei Jahre lang von einem Heim ins andere geschickt worden. Insgesamt war sie in neun Einrichtungen, wo sie immer wieder Möbel zertrümmerte, Leute angriff und weglief. Ihre Pflegeeltern schauten hilflos zu, wie Linda immer mehr außer Kontrolle geriet. Linda war vier, als sie und ihre Geschwister in Pflegefamilien geschickt wurden. Sie war damals stark untergewichtig und hatte am ganzen Körper blaue Flecken. Es dauerte sehr lange, bis sie sich eingewöhnte. Anfangs wollte sie sogar ihren Pflegevater nicht ins Haus lassen. Im Kindergarten verprügelte sie regelmäßig die anderen Kinder, und auch zu Hause war sie oft aggressiv.*

Mit der Zeit lebte sie sich dann aber doch ein, und es gab weniger Probleme. Linda war bei den Pfadfindern und wollte Tänzerin werden. Mit zwölf änderte sich dann auf einmal alles. Linda fing an zu stehlen, meistens Zigaretten, Kosmetika und Klamotten. In einem einzigen Jahr bekam sie 30 Anzeigen wegen Diebstahls. Sie fing damals auch an, sich zu ritzen – eine Form selbstverletzenden Verhaltens. Ihre Arme erzählen heute noch die Geschichten von Wut, Trauer, Angst und Hilfeschreien. Mit 15 fing Linda an, Drogen zu nehmen und zu trinken. Die Pflegeeltern wussten sich keinen Rat mehr und schalteten das Jugendamt ein.

Linda kam dann in das erste Heim von vielen. Aber ihr Verhalten und ihr Drogenkonsum wurden immer schlimmer, nicht besser. Wenn Linda schlechte Laune hatte oder ihr etwas nicht passte, schlug sie zu. Sie wurde schon mehrmals wegen schwerer Körperverletzung angezeigt. Gerichtsverhandlungen stehen noch aus. Weil Linda es im Heim nicht schaffte, hat ihr Vormund ihr die eigene Wohnung besorgt. Seit sie in der eigenen Wohnung lebt, ist sie weniger aggressiv, aber sie feiert viel, trinkt viel und tut ansonsten wenig. Sie hat die Schule abgebrochen und bis jetzt keine Ausbildung durchgehalten. Nach der Einweihungsfeier musste sie wegen einer Alkoholvergiftung ins Krankenhaus.

Sie sind hier, damit sie nicht ins Heim müssen. Aber für die Jugendlichen ist es im Moment noch schwer, Verantwortung für ihr Verhalten zu übernehmen und zu erkennen, dass sie nicht bestraft werden, sondern lediglich die Konsequenzen ihrer Entscheidungen erleben. Wenn man sich nicht an die Regeln der Gesellschaft halten will, gibt man immer mehr von der eigenen Entscheidungsfreiheit auf. Im Moment ist die Welt der Jugendlichen recht klein. Sie besteht aus einem Zelt, einem Rucksack, Aufgaben, die der Selbsterkenntnis dienen, und der unberührten Natur. Indem sie anfangen, sich an Regeln zu halten und an sie gestellte Erwartungen zu erfüllen, Erwachsene zu respektieren und Verantwortung für ihr Verhalten zu übernehmen anstatt es anderen in die Schuhe zu schieben, können die Jugendlichen ihren Lebensraum vergrößern und Freiheit zurückgewinnen. Die Entscheidung ist ihnen überlassen.

Linda fängt sofort an, einen Brief nach Hause zu schreiben, in dem sie erklärt, warum sie hier unbedingt wegmuss und dass ihr die Therapie auf keinen Fall helfen wird. Sie droht, dass sie weder essen noch trinken wird, bis sie wieder zu Hause ist. Linda besteht darauf, dass sie die Therapie ja eigentlich nicht wirklich braucht, da zu Hause alles super läuft und sie keine Probleme mehr hat. In diesem Moment vergisst sie gern, dass noch Gerichtstermine ausstehen und sie tatsächlich mehrere Jahre im Gefängnis verbringen könnte, falls sie für schuldig befunden wird. Sie plant, nach Deutschland zu laufen, wenn sie keiner hier rausholt. Auch die Tatsache, dass ein ganzer Ozean zwischen ihr und ihrem alten Leben liegt, überzeugt sie nicht. Nach einem langen Gespräch mit den Betreuern entscheidet sich Linda letztendlich, den Brief abzuschicken, auf eine Antwort zu warten und erst dann eine Entscheidung übers Weglaufen zu treffen. Erst Wochen später finden wir heraus, dass sie auf der Abschiedsfeier zu Hause kräftig getrunken und Drogen genommen hat. Entzugserscheinungen und die Angst vor dem Neuen und Unbekannten machen die ersten Tage in den Rocky Mountains nicht nur für Linda schwer.

Einige der Jugendlichen haben zu Hause regelmäßig gekifft – also Haschisch oder Marihuana geraucht –, getrunken oder andere Drogen genommen. Ihre Körper beginnen nach 36 Stunden ohne Drogen, Alkohol und Zigaretten, diese zu vermissen. Um die Jugendlichen während der ersten Entgiftungsphase körperlich nicht zu überfordern, werden wir in den ersten 48 Stunden nicht wandern, sondern sie gut beobachten, auf Entzugserscheinungen achten und sie, falls notwendig, medizinisch versorgen lassen.

Warum konsumieren Jugendliche Drogen?

Viele Jugendliche im Alter von 12 bis 19 beginnen aus Neugier, mit Drogen zu experimentieren. Einige fangen an, weil die Freunde es tun oder weil es „cool" ist. Andere haben viel darüber gehört und wollen es einfach mal ausprobieren. Von diesen Jugendlichen finden einige beim anfänglichen Experimentieren heraus, dass Drogen ein verlässlicher Weg sind, mit Leistungsdruck, Unsicherheiten und Zukunftsängsten umzugehen – oder besser gesagt, diesen aus dem Weg zu gehen. Hat man unerwünschte Gefühle, dann helfen Drogen und Alkohol schnell und zuverlässig. Cannabis und Alkohol beruhigen. Ecstasy, Kokain und Speed verleihen Energie. Schmerztabletten und Heroin machen gleichgültig oder sogar glücklich.

Für die meisten Jugendlichen bleibt der Drogenkonsum eine vorübergehende Erfahrung. Sobald sie genug negative Konsequenzen erlebt haben oder merken, dass Drogen mit anderen Dingen in ihrem Leben nicht zu vereinbaren sind, hören sie auf. Viele können auf Partys trinken und Drogen nehmen, ohne dass sie jemals große Probleme haben oder abhängig werden. Spätestens, wenn sie ins Erwachsenenleben eintreten, hören die meisten Jugendlichen auf. Problematisch wird es, wenn aus dem Experimentieren eine Gewohnheit wird. Wenn Probleme nicht mehr gelöst, sondern verkifft werden. Wenn unangenehme Gefühle „zugetrunken" werden. Wenn die Anerkennung der drogenkonsumierenden Freunde wichtiger wird als die Schule, die Eltern und die Zukunft. Wenn „Kampftrinken" einen zum Mann macht. Wenn Appetitzügler einem den richtigen Freund verschaffen. Oder wenn Ecstasy der einzige Weg ist, gute Beziehungen zu haben. Wenn diese Jugendlichen weiterhin Drogen nehmen oder trinken, riskieren sie, abhängig zu werden. Und dann können sie auch dann nicht aufhören, wenn ihre Freiheit oder sogar ihr Leben auf dem Spiel stehen. Leider kann niemand voraussagen, welche Jugendlichen einfach aufhören können und welche abhängig werden, darum ist es natürlich immer am sichersten, dieses Risiko gar nicht erst einzugehen. Und darum sollten Eltern jeglichen Drogenkonsum ihres Kindes im Teenageralter ernst nehmen.

Woher weiss man, ob ein Jugendlicher Drogen nimmt?

Ohne Drogentest ist es schwer, ganz sicher zu sein, dass Ihr Kind Drogen nimmt. Hier sind ein paar Dinge, die Ihnen erleichtern können, diese Frage etwas besser zu beantworten:

Normal ist es für Jugendliche, wenn
- → sie sich aus Familienaktivitäten immer mehr zurückziehen
- → ihre Leistungen in der Schule schwanken
- → ihre Interessen wechseln häufig, sie sind sprunghaft

→ ihre Stimmungen zwischen Extremen hin- und her-
pendeln

→ sie den Ausbildungsplatz wechseln oder sich ihre Berufswünsche verändern.

Problematisch wird es, wenn

↘ sich der Teenager Ihnen gegenüber total verschließt
↘ die Schulleistungen in allen Fächern innerhalb eines
kurzen Zeitraums drastisch absacken
↘ der Freundeskreis ständig wechselt und Sie die Freunde
nicht kennenlernen dürfen
↘ alle Interessen oder Hobbys ohne ersichtlichen Grund
plötzlich bedeutungslos werden
↘ Ihnen Gegenstände oder Geld fehlen, ohne dass Sie
dafür eine Erklärung haben
↘ völlig resigniert die Schule oder die Ausbildung abgebrochen wird
↘ die Jugendlichen ohne jede Perspektive nur noch „abhängen" und keine Pläne für die Zukunft schmieden

Falls Ihr Kind mehrere der „problematischen" Verhaltensweisen
zeigt, könnte es sein, dass es Drogen konsumiert. Weitere Anzeichen dafür, dass ein Jugendlicher Drogen nehmen könnte, sind:

↓ regelmäßiges Schuleschwänzen
↓ Geheimnisse, wenn es um Besitztümer oder Aktivitäten
geht
↓ benutzen von Parfüm oder Raumspray, um Rauch oder
chemische Gerüche zu überdecken
↓ wiederholtes Bitten um Geld
↓ Besitz von Zigarettenpapier, Wasserpfeifen, Rasier-
blättern, Strohhalmen (Hinweis auf Kokainkonsum und/
oder Marihuanakonsum)

- ⬇ außergewöhnlich großer Verbrauch von Haarspray, Nagellack und Papiertüten (Hinweis aufs „Schnüffeln", also das Einatmen berauschender Dämpfe)
- ⬇ regelmäßiges Benutzen von Augentropfen (Hinweis auf Drogenkonsum, da bei vielen Rauschmitteln die Augen gerötet oder die Pupillen erweitert werden)
- ⬇ Kaugummi oder Pfefferminzbonbons, um den Geruch von Alkohol oder Rauch zu beseitigen
- ⬇ fehlende verschreibungspflichtige Medikamente

Wenn Jugendliche anfangen, Drogen zu nehmen, werden sie selten sofort abhängig. Der Drogenkonsum durchläuft normalerweise verschiedene Stufen:

1. Experimentieren

Jugendliche nehmen Drogen, wenn jemand anders sie hat. Sie haben Spaß, lernen neue Leute kennen und genießen den Nervenkitzel des „Verbotenen". Sie erleben keine erwähnenswerten Konsequenzen und kommen weiterhin ihren Verpflichtungen nach.

2. Regelmäßiger Konsum

Die Jugendlichen entwickeln eine Routine des Drogenkonsums. Sie benutzen sie zu bestimmten Tageszeiten, an bestimmten Orten, mit bestimmten Leuten. Sie setzen sich selbst Regeln, wie zum Beispiel, keine Drogen vor der Schule zu nehmen oder sich nur freitags zu betrinken, und können diese auch einhalten, da sie noch genug Kontrolle haben. Die Konsequenzen des Konsums werden sichtbarer: Die Jugendlichen erscheinen weniger verantwortungsbewusst, kommen ihren Pflichten nicht immer nach, fangen an zu lügen, um ihren Drogenkonsum zu verheimlichen, und denken immer öfter darüber nach, wann sie wieder Drogen nehmen können. Gefühlsschwankungen werden zum Normalzustand. Viele von ihnen leben mit dem inneren Konflikt zu wissen, dass sie etwas Unerlaubtes oder Falsches tun. Trotzdem finden sie immer wieder neue Erklärungen oder Entschuldigungen dafür, warum sie weiterhin Drogen oder Alkohol zu sich nehmen.

3. Missbrauch

Die Jugendlichen fangen an, die Kontrolle zu verlieren. Sie nehmen fast jeden Tag Drogen und können die Regeln, die sie für sich selbst aufgestellt haben, nicht immer einhalten. Sie konsumieren mehr Drogen als geplant. Sie betrinken sich, obwohl sie es nicht wollten. Immer öfter können sie sich nicht mehr daran erinnern, was sie gesagt oder getan haben. Sie müssen mehr konsumieren als zuvor, um sich gut zu fühlen, sich zu entspannen oder zu vergessen. Sie haben viele Geheimnisse und lügen regelmäßig. Sie vernachlässigen Schule, Familie, Freunde und Hobbys. Sie versuchen aufzuhören, können es aber nicht wirklich und finden dann gute Erklärungen, warum das nicht so schlimm ist. Die Konsequenzen sind nun offensichtlich: Die Jugendlichen verlieren Freunde. Sie werden von der Schule verwiesen oder verlieren ihren Ausbildungsplatz, stehlen oder begehen andere Straftaten. Sie haben regelmäßig Probleme mit der Polizei. Auch körperlich verändern sie sich. Sie nehmen ab oder zu, schlafen zu viel oder zu wenig und verlieren jegliche Ausdauer. Andere Leute sagen den Jugendlichen, dass sie sich Sorgen machen.

4. Abhängigkeit

Die Jugendlichen haben wenige positive Erfahrungen mit Drogen, aber viele negative. Trotzdem hören sie nicht auf. Sie nehmen Drogen oder trinken, um sich „normal" zu fühlen. Ihr Leben dreht sich mehr und mehr um Drogen. Ihre größten Sorgen sind, wo sie Drogen herbekommen, wann und wo sie sie nehmen und wie sie ihren Drogenkonsum verheimlichen können, damit sie keiner zwingt aufzuhören. Probleme mit der Polizei werden zur Gewohnheit. Körperlich fühlen sich die Jugendlichen krank oder unwohl. Entzugserscheinungen sind Bestandteil ihres Lebens. Familienkonflikte sind normal, Schule und Ausbildung nebensächlich. Sie versprechen aufzuhören. Sie rechtfertigen, warum sie weiterhin Drogen nehmen. Drogen kontrollieren ihr Leben.

Sogenannte harte Drogen wie Kokain oder Heroin – oder verschreibungspflichtige Schmerzmedikamente – machen nach relativ kurzer Zeit abhängig, während weiche Drogen wie Cannabis und Alkohol normalerweise erst nach jahrelangem Konsum zur Abhängigkeit führen. Ihre Reaktion auf den Drogenkonsum Ihres Kindes sollte je nach Stufe der Abhängigkeit und der Art der Droge anders ausfallen.

Was kann ich unternehmen, wenn ich glaube, dass mein Kind Drogen nimmt?

Ruhe bewahren und Hilfe suchen. Informieren Sie sich so gut wie möglich, bevor Sie mit Ihrem Kind reden. Halten Sie keine Moralpredigt oder Standpauke. Drohen Sie keine Strafe an. Wählen Sie einen ruhigen Moment, wenn Sie und Ihr Kind gute Laune haben, und sprechen Sie Ihre Vermutung an. Versuchen Sie herauszufinden, was für Drogen Ihr Kind nimmt und wie oft. Dann versuchen Sie zusammen mit Ihrem Kind herauszufinden, warum es Drogen nimmt. Hängt es vor allem mit dem Freundeskreis zusammen? Ist es „cool"? Versucht Ihr Kind unangenehme Gefühle zu unterdrücken? Wie fing es an? Versuchen Sie zu verstehen, was Ihr Kind motiviert, Drogen zu nehmen, auch wenn Sie die Gründe nicht nachvollziehen können. Versuchen Sie, sich in die Situation Ihres Kindes hineinzuversetzen. Dann suchen Sie gemeinsam nach Wegen, das Problem anzugehen. Wenn Sie an diesem Punkt angelangt sind, sollten Sie ganz klar Ihre Erwartungen ausdrücken, was den Drogenkonsum in Ihrem Haus und in Ihrer Familie angeht. Nicht früher. Sonst wird Ihr Teenager zumachen, und es wird keine weiteren produktiven Gespräche über dieses Thema geben. Wenn Ihre Versuche, das Thema anzusprechen und Lösungen zu finden, fehlschlagen, dann sollten Sie nach professioneller Hilfe suchen und zusammen mit einem Sozialpädagogen, Drogenberater oder Therapeuten daran arbeiten, Ihrem Kind zu helfen.

Vorsicht Baustelle – Gehirnentwicklung bei Jugendlichen

Eltern wissen schon seit Jahrzehnten, dass sich das Gehirn eines Jugendlichen von dem eines Erwachsenen unterscheidet – und seit ein paar Jahren stimmt die Forschung dem zu. Wissenschaftler glaubten bis vor einigen Jahren, dass das Gehirn zu wachsen aufhöre, wenn ein Kind zehn bis zwölf Jahre alt ist. Heute wissen sie, dass die Teile des Gehirns, die für Selbstkontrolle, Gefühle, Urteilsfähigkeit und Organisation zuständig sind, erst völlig ausgereift sind, wenn ein Mensch 20 bis 22 Jahre alt ist. In Anbetracht dieser Erkenntnis ist das risikoreiche und gefühlsbestimmte Verhalten von Jugendlichen verständlicher – wenn auch nicht unbedingt einfacher zu ertragen.

Wie Kleinkinder im Alter von ein bis 18 Monaten findet bei Jugendlichen eine Überproduktion grauer Gehirnmasse statt. Während Kleinkinder nicht wirklich mitbestimmen können, was sie lernen und wie sie diese Zeit der erhöhten Aufnahmefähigkeit nutzen können, haben Jugendliche in diesem Bereich einige Kontrolle. Nach dieser Überproduktion baut das Gehirn alle Zellen ab, die nicht regelmäßig benutzt werden – also anscheinend auch nicht gebraucht werden. Verbringen Jugendliche ihre Zeit auf dem Sofa und vor dem Fernseher, verschwinden mehr Zellen als beim Klavier spielen, regelmäßigen Schulbesuch, Bücher lesen und Sport. Hat das Gehirn im Alter von circa 22 Jahren dann „aufgeräumt" und die nutzlosen Zellen aufgelöst, verändert es sich für den Rest des Lebens kaum noch. Als Eltern helfen Sie Ihrem Kind während dieser Zeit natürlich am meisten, indem Sie es ermutigen, neue Dinge zu lernen und auszuprobieren, bevor das Gehirn entscheidet, dass die entsprechenden Gehirnzellen überflüssig sind.

Konsumieren Jugendliche während dieser Zeit der intensiven Gehirnentwicklung Drogen und Alkohol, sind mögliche langfristige Schäden sehr viel größer und weniger leicht zu heilen, als wenn sie erst als Erwachsene mit dem Drogenkonsum anfangen. Je später ein Jugendlicher anfängt zu trinken, desto vorteilhafter für das Gehirn. Außerdem ist die Wahrscheinlichkeit, dass Jugendliche abhängig werden, umso größer, je früher sie anfangen, Drogen oder Alkohol zu konsumieren.

Jugendliche erleben außerdem Gefühle offenbar anders als Erwachsene. Sie scheinen vor allem Angst und Wut mit den weniger hoch entwickelten Teilen des Gehirns wahrzunehmen und darum oft anders zu reagieren als Erwachsene es erwarten. Während Erwachsene Gefühle mit den Frontallappen analysieren, scheinen Jugendliche Emotionen vor allem mit der Amygdala wahrzunehmen. Die Aufgaben der Frontallappen sind das logische Denken, das Regulieren von Gefühlen und die Selbstkontrolle. Der Gehirnstamm und die Amygdala kontrollieren vor allem das instinktive Verhalten eines Menschen, die schnellen Reaktionen, die einem ohne viel nachzudenken das Leben retten können. Das Mittelhirn ist das Zentrum des Gefühlslebens und erreicht seinen voll entwickelten Zustand erst im 22. Lebensjahr. Die Gehirnforschung zeigt damit, dass Jugendliche reagieren, bevor sie nachdenken, während Erwachsene die Fähigkeit haben, erst zu denken und dann zu reagieren. Dies erklärt, warum Jugendliche sich so sehr von ihren Gefühlen leiten lassen und in vielen Situationen überreagieren.

Damit ist auch die oft gehörte Frage: „Was hast du dir dabei gedacht?" nicht so dumm, wie sie klingt – aber schwerer zu beantworten, als man sich erhoffte. Jugendliche denken tatsächlich anders und in einer Art und Weise, die Erwachsene nicht wirklich nachvollziehen können. Die meistens geäußerte Antwort „Keine Ahnung" ist damit auch verständlich: Die Amygdala reagierte automatisch, bevor der Jugendliche die Möglichkeit hatte, etwas zu steuern, zu entscheiden, oder zu kontrollieren.

Drogen, Alkohol und das Gehirn

Drogen und Alkohol wirken zuerst auf die Frontallappen ein und beeinträchtigen die Fähigkeit eines Menschen, gute Entscheidungen zu treffen, die Welt realistisch einzuschätzen, logisch zu denken und Worte und Taten zu kontrollieren. Darum sagt der Betrunkene, dass er natürlich noch Auto fahren könne oder die Drogenkonsumentin, dass Schule sowieso Zeitverschwendung sei. Danach sind die Temporallappen betroffen, der Sitz der Gefühle. Diesen Teil des Gehirns zu verändern und unangenehme Gefühle zu betäuben, ist oft das Ziel des Alkohol- und Drogenkonsums. Wenn dann weiterhin getrunken oder konsumiert wird, werden die Teile des Gehirns beeinträchtigt, die für automatische Funktionen zuständig sind – der Mensch hört auf, gleichmäßig zu atmen, das Herz schlägt unregelmäßig, er wird ohnmächtig und kann sterben.

Hört jemand auf, Drogen oder Alkohol zu konsumieren, dann heilt das Gehirn „von hinten." Zuerst normalisieren sich die automatischen Funktionen: Herz und Atmung, Schlaf und Appetit. Dann kehren die Gefühle zurück. Da aber die Frontallappen noch nicht funktionieren, die ja dazu dienen, Gefühle logisch zu erklären und in einen größeren Zusammenhang zu stellen, fühlen sich viele Menschen von der Stärke und Intensität ihrer Gefühle überfordert.

Darum fangen viele Menschen – vor allem Jugendliche, deren Gehirn sowieso Schwierigkeiten hat, mit Emotionen umzugehen – wieder an zu trinken oder Drogen zu konsumieren. Wenn man trotz der überwältigenden Gefühle nicht rückfällig wird, heilen zuletzt die Frontallappen und damit die Fähigkeit, logische Entscheidungen zu treffen, die langfristigen Folgen von Drogen- und Alkoholkonsum zu erkennen und Gefühle zu kontrollieren. Darum ist es manchmal angebracht, Jugendliche in einer Umgebung, in der sie keine Drogen oder Alkohol bekommen können, festzuhalten, bis ihr Gehirn die Gelegenheit hat, sich zu erholen, und sie einigermaßen logisch denken können. So wird verhindert, dass ihre Entscheidungen von – oft unangenehmen – Gefühlen bestimmt werden. Drogentherapie-Programme dauern oft mehrere Monate, in denen Jugendliche sehr wenig Freiraum haben, damit sie wirklich nicht an Drogen herankommen, bis sich ihr Gehirn erholt hat. Als Faustregel gilt, dass das Gehirn ungefähr halb so viel Zeit braucht, sich zu erholen, wie regelmäßig Drogen genommen wurden. Ein Jugendlicher, der seit zwei Jahren regelmäßig kifft, braucht also etwa ein Jahr, bis sein Gehirn wieder funktioniert.

Hier in den Bergen Colorados ist es einfach für die Jugendlichen zu bekunden, dass sie nie wieder Drogen nehmen werden. Die Wahrscheinlichkeit, dass sie zu Hause rückfällig werden ist jedoch sehr groß. Vor allem dann, wenn sie nicht bereit sind, die Freunde zu meiden, mit denen sie in der Vergangenheit getrunken oder Drogen genommen haben. Manche Jugendliche müssen leider mehrmals rückfällig werden und jedes Mal einen höheren Preis für ihren Drogenkonsum bezahlen, bevor sie sich entscheiden, tatsächlich aufzuhören.

Grenzen

Jeni *(14) lebt seit etwa einem Jahr wieder im Heim. Sie hofft, dass sie durch die Teilnahme an diesem Therapieprogramm wieder nach Hause zurückkehren kann. Jeni ist seit ihrem siebten Lebensjahr immer wieder im Heim gewesen. Wenn ihr etwas nicht passt oder ihr Grenzen gesetzt werden, dreht sie durch. Sie schreit, schlägt, droht, beschimpft, haut ab. Jeni hat ein unglaubliches Bedürfnis, im Mittelpunkt zu stehen. Und wenn dieser Fall mal nicht eintritt, dann zieht sie eine große Schau ab, die ihr die Aufmerksamkeit aller Anwesenden garantiert. Macht und Einfluss zu haben ist sehr wichtig für Jeni. Sie weiß, wie man Menschen beeinflusst und manipuliert. Denn nur wenn sie alles unter Kontrolle hat, kann sie sich sicher sein, dass ihr nichts passieren kann, dass keiner sie ausnutzen oder ihr wehtun kann.*

Jeni hat es nicht einfach gehabt in ihrem kurzen Leben. Ihren Vater kennt sie kaum, ihre Mutter hatte immer wieder schlechte Beziehungen, die zum Teil auch mit Gewalt verbunden waren. Jenis Schwester (17), die geistig behindert ist, lebt zu Hause bei Jenis Mutter, die gerade versucht, ihre eigene Vergangenheit aufzuarbeiten.

Um ihre schmerzlichen Erfahrungen zu verdrängen, nimmt Jeni Drogen, trinkt, ritzt sich und wird regelmäßig aggressiv. In der Schule stiftete sie Mitschüler an, mit ihr einfach rauszugehen, zu rauchen, Lehrer zu beschimpfen oder sich zu prügeln. Mittlerweile geht sie nicht mehr zur Schule. Vor ein paar Monaten fand ihre Mutter sie betrunken auf dem Rummelplatz. Sie lag leblos neben dem Karussell, hatte eine schwere Alkoholvergiftung und musste in Krankenhaus. Manchmal weiß Jeni nicht, ob sich das Leben wirklich lohnt oder ob der Tod nicht vielleicht doch ein Ausweg wäre.

Kampf in der Natur

Die Jugendlichen haben in den letzten Tagen gelernt, wie man den Rucksack packt, wie man das Zelt aufbaut und wie man in der Wildnis auf die Toilette geht. Nach drei Tagen in den Bergen, in denen wir nur eine Tageswanderung gemacht haben, um möglichen Gesundheitsproblemen vorzubeugen, die durch Drogenentzug, Zeitumstellung und Klimaveränderung auftreten könnten, wollen wir jetzt weiter.

Die Jugendlichen haben sich viele Gedanken über sich selbst gemacht sie haben Tagebuch geschrieben, viel Zeit allein verbracht, und sie haben es als Gruppe geschafft, den Square Top Mountain zu besteigen. Die meisten haben immer noch Schwierigkeiten, sich an Regeln zu halten, aber die erste Rebellion ist abgeklungen.

Wir machen uns auf den Weg zu den Sanddünen, einem Naturphänomen im Süden Colorados. Seit Hunderten, vielleicht sogar Tausenden von Jahren haben westliche Winde den Sand von den Flussufern des Rio Grande und seiner Nebenflüsse aufgeweht und an der Ostseite des Tals, am Fuß der Bergkette Sangre de Cristo, abgelagert. Wenn der Wind versucht, über die Berge zu steigen, wird die Windgeschwindigkeit langsamer, und der mitgetragene Sand fällt herunter. Da das San-Luis-Tal jedoch keine Wüste ist – es regnet regelmäßig, und es gibt viele Bäche –, ist der Sand der Dünen wenige Zentimeter unter der Oberfläche feucht und relativ schwer und bleibt darum auch bei starkem Wind liegen. An den höchsten Stellen sind die Dünen bis zu 250 Meter hoch.

Nach einer fünfstündigen Autofahrt kommen wir endlich an den Dünen an. Die Jugendlichen müssen jetzt zum ersten Mal mit ihren Rucksäcken wirklich wandern. Dieses Mal haben sie ihre Zelte und Lebensmittel für mehrere Tage dabei. Die ersten Beschwerden gibt es schon auf dem Parkplatz. Jeni weigert sich, überhaupt loszugehen und besteht darauf, dann eben allein auf dem Parkplatz zu schlafen. Aber wir könnten auf keinen Fall von ihr erwarten, dass sie diesen Rucksack durch die Gegend schleppt. Nachdem sie ein paar Minuten lang versucht hat, uns zu manipulieren, mit uns zu verhandeln, uns einzuschüchtern und zu beschimpfen und trotzdem die gleiche Antwort bekommt: „Du wirst nicht auf dem Parkplatz schlafen. Lass uns losgehen", setzt sie sich endlich den Rucksack auf und läuft los.

Jeni ist es nicht gewohnt, dass ihr klare Grenzen gesetzt werden, die sich auch dann nicht verändern, wenn sie flucht, schmeichelt oder verhandelt. In Deutschland tut sie jeden Tag genau das, was sie will. Wenn ihr langweilig ist oder sie jemand falsch anschaut, dann schlägt sie gern zu. Trinken macht Spaß – warum sollte sie es da lassen? Schule kann, muss aber nicht sein – Schulpflicht gilt vor allem für andere. Regeln sind dazu da, um gebrochen zu werden, und wenn ihr einer sagt, dass sie etwas nicht darf, dann tut sie's erst recht.

Grenzen erfahren

Dabei hat Jeni nie erfahren, dass Grenzen auch etwas Schönes sein können. Grenzen schränken nicht unbedingt ein, sie bieten vor allem Schutz und Geborgenheit – und von beidem hat Jeni eigentlich zu wenig in ihrem Leben. Grenzen zeigen die Größe des Spielfeldes an, auf dem Kinder und Jugendliche sich frei bewegen können. Je älter ein Kind, desto größer das Spielfeld. Kinder und Jugendliche sind für ihre Entscheidungen und ihr Verhalten innerhalb der Grenzen dieses Spielfeldes zuständig. Kleine Kinder muss man ständig im Auge haben. Ihr Spielfeld ist sehr klein. Trotzdem werden auch sie zur Verantwortung gezogen für ihr Verhalten und ihre Entscheidungen. Wenn Markus seine Spielzeugautos durch die Gegend wirft, weil er nicht mit Susi teilen will, dann werden ihn seine Eltern beiseite nehmen und ihm sagen, dass er entweder weiterspielen kann, solange er keine Autos wirft, oder dass er mit seinem Ball nach draußen gehen soll, wenn er unbedingt etwas werfen möchte. In der Grundschule wird von Kindern erwartet, dass sie ihre Hausaufgaben machen, dass sie zuhören und nicht dazwischen reden. Wenn sie das nicht tun, werden sie zur Verantwortung gezogen. Je älter Kinder werden, desto mehr Freiheiten haben sie und desto mehr wird von ihnen erwartet. Die Grenzen zäunen ein immer größer werdendes Spielfeld ein. Und wenn Kinder oder Jugendliche durch risikoreiche Entscheidungen und gefährliches Verhalten zeigen, dass sie noch nicht ganz bereit sind, die neue Verantwortung zu übernehmen, dann werden die Grenzen wieder ein bisschen enger gesteckt. Jugendliche müssen immer wieder lernen, mit der größeren Verantwortung umzugehen, die die neu gewonnene Freiheit mit sich bringt.

Grenzen bedeuten Sicherheit, Schutz und Geborgenheit. Wenn Grenzen unklar sind, gibt es Streit und sogar Krieg. Hier im Wilden Westen gibt es ein Sprichwort, das beschreibt, wie wichtig Grenzen für das Zusammenleben sind: „Klare Grenzen schaffen gute Nachbarn." („Clear boundaries make good neighbors.") Kinder und Jugendliche brauchen Grenzen, damit sie wissen, wofür sie verantwortlich sind und wofür nicht. Die Welt ist groß, manchmal etwas unheimlich und oft gefährlich. Wenn Eltern nicht bereit oder in der Lage sind, Grenzen zu setzen, dann fühlen sich die Kinder entweder für alles verantwortlich und damit völlig überfordert, oder sie nutzen ihre grenzenlose Freiheit aus und verweigern jede Verantwortung.

Für die meisten Kinder und Jugendlichen ist es beruhigend, dass sie letztendlich nicht für alles, was in ihrem Leben und in der Welt passiert, verantwortlich sind. Die Scheidung der Eltern ist außerhalb ihres Spielfelds, genauso wie die Verantwortung für die Miete, die Stromrechnung, den Krieg im Irak und Hunger in Afrika. Grenzen helfen ihnen, sich nicht ständig überfordert zu fühlen, sondern das Gefühl zu haben, innerhalb dieser Grenzen kompetent und erfolgreich zu sein. Kinder wollen erleben, dass Grenzen stark und standhaft sind, auch wenn sie diese auf die Probe stellen. Kinder wollen wissen, dass sie innerhalb dieser Grenzen sicher und geborgen sind. Diese Sicherheit ist nur gewährleistet, wenn Grenzen sich nicht bewegen, egal wie sehr sich die Jugendlichen dagegen auflehnen. Es ist die Verantwortung von Eltern und anderen Erwachsenen, die Grenzen aufrechtzuerhalten, auch wenn das oft nicht einfach ist.

Wenn Jugendliche sich weigern, Grenzen zu respektieren und tun, was sie wollen, ohne Verantwortung für sich und ihr Verhalten zu übernehmen, dann müssen sie leider oft erfahren, dass ihnen höhere Instanzen Grenzen setzen, so wie die Schule, das Jugendamt, Ausbilder, die Polizei und Jugend- oder Familienrichter. Und wenn sie dann immer noch nicht verstehen, dass es in ihrem besten Interesse ist, Grenzen zu akzeptieren, dann verkleinert sich ihr Spielfeld auf Heime, geschlossene Anstalten oder Gefängnisse.

Eltern, die von Anfang an feste und liebevolle Grenzen setzen, helfen ihren Kindern, sich sicher zu fühlen und sich innerhalb dieser Grenzen mit Zuversicht zu bewegen. Wenn die Grenzen dann weiter gesteckt werden, ist es wahrscheinlich, dass diese Jugendlichen mit der neuen Freiheit verantwortungsbewusst umgehen und weniger gegen die weiterhin bestehenden Grenzen rebellieren.

Jugendliche wollen oft die größere Freiheit, die mit den weiteren Grenzen verbunden ist, aber nicht die Verantwortung, die damit einhergeht. Sie wollen sich von ihren Eltern nichts sagen lassen, aber weiterhin mietfrei zu Hause leben, frei essen und die Wäsche gewaschen bekommen. Sie wollen nicht im Haushalt mithelfen, erwarten aber, dass sie weiterhin Taschengeld, neue Kleidung oder Schuhe, das neue Handy und den wöchentlichen Kinobesuch bekommen.

Eltern müssen sich ständig fragen, wie viel Freiraum und Unabhängigkeit für ihr Kind angemessen ist und welche Verantwortung damit Hand in Hand geht. Es gibt ein paar Richtlinien, die sich darauf beziehen, was dem jeweiligen Alter angemessen ist, aber den Rest müssen die Eltern selbst einzuschätzen lernen.

Nein sagen lernen

Eine Art und Weise, wie Eltern Grenzen setzen können, geschieht durch ein wohlüberlegtes *Nein*. Das Nein sagen sollte folgendermaßen geschehen:

1. so wenig wie möglich
2. so oft wie unbedingt nötig
3. wenn, dann aber auch konsequent

Kinder und Jugendliche lernen am besten, wenn sie ihre eigenen Entscheidungen treffen dürfen und dann aus den Konsequenzen lernen. Wenn Sie als Erwachsener Nein sagen, dann treffen *Sie* die Entscheidung. Es gibt Situationen, in denen Sie um der Sicherheit Ihres Kindes willen Nein sagen müssen. Sparen Sie sich Ihr Nein am besten für diese Situationen auf. Und wenn Sie dann Nein sagen, dann meinen Sie es bitte auch. Da gibt es dann kein Verhandeln, keine Kompromisse und kein Kleinbeigeben.

Nicht Nein zu sagen bedeutet nicht, dass Sie zu allem Ja sagen. Es bedeutet, dass Sie Ihrem Kind die Wahl geben und ihm damit die Verantwortung für seine Entscheidung überlassen. Wenn ein Fünfjähriger nach dem Abendbrot um etwas zu essen bettelt, dann können Sie entweder Nein sagen oder Sie können ihm die Wahl zwischen einem Apfel und einer Banane geben. Bevor Sie Nein sagen, fragen Sie sich, ob es wirklich keine Möglichkeit gibt, die Entscheidung Ihrem Kind zu überlassen. Denn es wird noch genug Situationen geben, in denen Sie ohne viel zu zögern die Entscheidung für Ihr Kind treffen müssen. Wenn sie normalerweise ihrem Kind die Entscheidung überlassen, wird es diesem weniger schwerfallen, in Ausnahmesituationen Ihr Machtwort zu akzeptieren: „Normalerweise lasse ich dich entscheiden, aber heute entscheide ich mal." Welche Situationen nach einem klaren Nein rufen, hängt oft von Ihren eigenen Werten und Idealen ab. Für manche Eltern lohnt sich ein Nein, wenn ihr Teenager mit zerrissenen Jeans zur Beerdigung des Großonkels gehen will. Andere Eltern sagen Nein, wenn es um einen Schulwechsel geht oder um eine Party, auf der es wahrscheinlich Alkohol gibt. Machen Sie sich Gedanken darüber, wann Sie diese klare Grenze setzen wollen – und seien Sie dann bereit, dafür zu kämpfen.

Ansonsten sollten Sie Machtkämpfe wenn möglich vermeiden. Wenn Sie sich absolut auf einen Machtkampf einlassen müssen, seien Sie sich hundertprozentig sicher, dass Sie ihn gewinnen können. Und fragen Sie sich erst, ob sich der Machtkampf wirklich lohnt. Nur die wichtigsten Themen sind es tatsächlich wert, denn leider beeinflusst ein Machtkampf immer auch die Beziehung zu ihrem Kind – und das meistens negativ.

Machtkämpfe

Geben Sie Ihren Kindern so viel Macht und Kontrolle über ihr Leben wie möglich. Wenn Jugendliche das Gefühl haben, normalerweise mitreden zu können, dann akzeptieren sie das gelegentliche Nein leichter. Wenn sie hingegen das Gefühl haben, wenig Macht und Kontrolle über ihr Leben zu besitzen, dann werden sie regelmäßig Machtkämpfe provozieren und Sie so lange nerven, bis Sie sich auf einen Streit einlassen. Allein die Tatsache, dass Ihr Kind Sie dazu bringen konnte „in den Ring zu steigen", bedeutet ja, dass es Macht über Ihr Verhalten hat – und damit hat Ihr Kind den Kampf eigentlich schon gewonnen.

Jeni fing schon am Flughafen an, sich gegen die Grenzen des Programms zu wehren. Sie wollte ihre Zigaretten nicht abgeben, obwohl es in Amerika Jugendlichen unter 18 Jahren verboten ist, Zigaretten zu besitzen oder in der Öffentlichkeit zu rauchen. Jeni schubste Betreuer weg, beschwerte sich lautstark, verkündete, dass sie sofort zurück nach Deutschland fliegen würde und beschimpfte alle Anwesenden auf das Übelste. Irgendwann wurde sie dann endlich des Kampfes müde und gab Feuerzeug und Zigaretten ab. Als Jeni dann ausgerüstet werden sollte und sich dazu umziehen musste, weigerte sie sich wieder. Sie fing an, Betreuer anzugreifen, zu bedrohen und zu beißen. Erst nachdem ihr körperlich eine Grenze gesetzt worden war – sie wurde festgehalten und damit davon abgehalten wegzulaufen, zu schlagen, zu treten oder zu beißen – konnte sie sich beruhigen. Denn eigentlich wollte sie nur wissen, dass wir sie ernst nehmen und sie sich auf die Grenzen, die wir ihr setzen, wirklich verlassen konnte.

In den folgenden Wochen muss Jeni immer wieder testen, ob wir es mit unseren Grenzen wirklich ernst meinen, ob sie sich auf uns verlassen kann. „Nein, Jeni, du kannst dich nicht einfach ritzen, wenn du deine Gefühle nicht magst." „Nein, Jeni, du kannst die Betreuer nicht in Gefahr bringen und erwarten, dass das keine Konsequenzen hat." „Nein, Jeni, du wirst nicht einfach weglaufen können, wenn dir was nicht passt." Wir lassen ihr aber auch viele Wahlmöglichkeiten: „Du kannst dein Zelt gern behalten, oder du kannst ohne Zelt schlafen, wenn du es weiterhin kaputt machst." „Du kannst uns mit Respekt behandeln und an Aktivitäten teilnehmen, du kannst aber auch alleine hier sitzen und rumbrüllen, während die anderen Jugendlichen Spaß haben." „Du kannst aufhören, uns alle in Gefahr zu bringen, oder wir können die Polizei rufen, damit sie dich davon abhält." Grenzen werden auch weiterhin ein großes Thema in Jenis Leben sein.

Wenn Sie anfangen, Ihren Teenagern klare Grenzen zu setzen, wird es oft schlimmer werden, bevor es besser wird. Ihre Kinder werden Sie und Ihre Grenzen viele Male auf die Probe stellen, bevor sie akzeptieren, dass Sie es ernst meinen, dass auf Ihre Grenzen Verlass ist, dass es sich nicht lohnt, dagegen anzukämpfen und dass es reine Energieverschwendung ist, mit Ihnen über den Sinn und Unsinn Ihrer Grenzen zu diskutieren. Denken Sie daran, dass eine Grenze nur hilfreich ist, wenn Sie sie aufrechterhalten können, egal was Ihr Kind tut. Manchmal, wie bei Jeni, bedeutet das, dass Sie die Polizei rufen müssen.

Nicht bei allen Aussagen, die die Grenzen der Eltern infrage stellen, geht es wirklich um die Grenzen. Jugendliche lieben und genießen es, ihre Eltern auf die Palme zu treiben. (Nicht, dass Sie das nicht wüssten!) Sie sagen die verrücktesten Dinge, nur um zu testen, wie Sie reagieren. Diese Aussagen betreffen oft Werte, die Ihnen besonders wichtig sind, wie zum Beispiel Drogen, Sex, Schule oder Ausbildung, Glaubenssätze,

Kleidungsstil, Musikgeschmack und politische Einstellungen. „Kiffen sollte erlaubt werden. Es ist doch nur eine Pflanze." „Ich verstehe nicht, warum du dich so aufregst. Alle meine Freunde finden, dass sich Schule überhaupt nicht lohnt. Man kann viel mehr Geld machen, wenn man Drogen verkauft." „Du kannst mir nicht sagen, dass du noch nie Sex hattest, um im Leben weiterzukommen." Wenn Sie sich auf eine solche Provokation einlassen, dann hat Ihr Kind genau das erreicht, was es wollte: Es hat Ihre Gefühlswelt aus dem Gleichgewicht gebracht und damit bewiesen, dass es Macht und Kontrolle über Sie hat.

Anstatt auf diese Provokationen einzugehen, sagen Sie einfach: „Ich wollte schon immer wissen, wie heutige Teenager das sehen."

Natürlich ist es hierbei wichtig zu unterscheiden, wann Ihr Teenager versucht, Sie zu provozieren und wann er Aussagen macht, die Ihnen einen Einblick in seine Seele erlauben. Leider hören sich diese Aussagen oft ähnlich an. Wenn Sie sich nicht sicher sind, sprechen Sie das Thema später noch einmal an und haken ein bisschen nach, wenn sie beide guter Laune und ruhig sind. Lassen Sie sich jedoch auf keinen Fall in der Hitze des Gefechts auf die Provokation ein.

Erwartungen

Andreas *(16) lebt mit seiner Mutter, seinem Vater und zwei jüngeren Geschwistern zusammen. Schon als Kleinkind fiel es Andy schwer, sich anzupassen und Regeln zu akzeptieren. Wenn ihm etwas nicht passte, schmiss er sich auf den Boden und schrie. Andys Eltern trennten sich für sechs Monate, als er neun Jahre alt war. Andy besuchte darum im dritten Schuljahr drei verschiedene Schulen. Sein Verhalten in der Schule wurde immer schlimmer. Er legte sich mit Mitschülern an, beschimpfte die Lehrer und fing dann an, die Schule zu verweigern. Als Andy 13 war, fanden seine Eltern heraus, dass er regelmäßig kiffte und Alkohol trank. Sie machten einen Termin bei der Drogenberatung. Als Andreas von diesem Termin erfuhr, drehte er durch. Er zertrümmerte das Wohnzimmer, sperrte seine Mutter aus und lief dann weg, als die Polizei kam. Andy kiffte und trank danach weiterhin, ging kaum zur Schule und machte eigentlich nur, was er wollte. Nachdem Andy einige Tage lang nicht in der Schule war, schickte der Schuldirektor einen Polizisten zu der Familie. Dieser fand eine Wasserpfeife in Andys Zimmer und nahm sie mit. Als Andy nach Hause kam und das Fehlen der Pfeife entdeckte, rastete er aus. Dieser Wutausbruch endete damit, dass seine Mutter mit einem Loch im Kopf ins Krankenhaus musste und Andreas in die Jugendpsychiatrie eingewiesen wurde. Danach kam er für sechs Monate in ein Jugendwohnheim. Er wurde schließlich entlassen, weil er sich nicht auf die Therapie einlassen wollte. Seit er wieder zu Hause ist, macht er die Nacht zum Tag, sitzt stundenlang vorm Computer, spricht kaum noch mit anderen Menschen, leert nachts den Kühlschrank und schläft den ganzen Tag. Allen Versuchen der Eltern, ihn in die Familie zu integrieren und ein halbwegs normales Leben zu führen, begegnet Andreas mit wüsten Beschimpfungen und Drohungen.*

Neue Regeln

Andy nimmt an diesem Programm teil, weil seine Eltern ihm einen Laptop versprochen haben. Andy besteht darauf, dass er nur das Programm „durchziehen" muss, um diesen Laptop zu bekommen. Er will und muss sich nicht ändern. Sein Leben ist perfekt, so wie es ist. Er hat keine Probleme. Darum fällt es Andreas schwer, sich auf die Therapie und das Abenteuer hier in Colorado wirklich einzulassen. Er ist zwar körperlich anwesend, aber ansonsten hat man oft das Gefühl, dass er nicht wirklich da ist.

In Gesprächen mit Andys Eltern wird schnell klar, dass es zu Hause so nicht weitergehen kann und dass Andys Leben mindestens so weit von perfekt entfernt ist wie Colorado von Deutschland. Seine Eltern erwarten, dass er sich ändert und dass er nicht nur dabei ist, sondern auch mitmacht. Erst dann sind sie wirklich bereit, ihm einen Laptop zu kaufen. Es ist nicht unbedingt falsch, einen Teenager für bestimmte Verhaltensweisen zu bezahlen. Sie sollten jedoch sichergehen, dass Sie sowohl die erwartete Leistung als auch die Art der Bezahlung ganz genau definieren. Ansonsten werden diese Vereinbarungen zu Streit und Frustrationen führen. Beschreiben Sie ausführlich und im Detail, was Sie erwarten. Denn unklare Erwartungen führen allzu oft zu vermeidbaren Missverständnissen.

Damit die Jugendlichen genau wissen, was von ihnen erwartet wird, gibt es hier in den Bergen ganz klare Regeln. Wenn sie etwas Neues lernen sollen, bringen wir es ihnen Schritt für Schritt bei.

Wir haben ganz bestimmte Erwartungen, was das Lagerleben angeht. In den nächsten Tagen in den Sanddünen werden die

Jugendlichen lernen und üben, wie ein Lager aufgebaut wird, wie gekocht wird und wie sie sich im Lager verhalten. Unser Lager hat vier „Ecken": Die Zelte der Jungen, die Zelte der Mädchen, den Kochkreis und die Latrine. Die Latrine muss mindestens 300 Meter von unserer Wasserquelle, in diesem Fall ein Bach, entfernt sein. Im Kochkreis dürfen sich jeweils nur ein Jugendlicher und ein Betreuer aufhalten – damit möglichst wenig Dreck im Essen landet. Die Zelte sollten so aufgestellt werden, dass sie auch bei Regen und Wind nicht zusammenfallen, denn, wie wir schnell lernen, regnet es hier jeden Tag von 16 bis 19 Uhr. Damit es keine Missverständnisse gibt, erklären wir Betreuer genau, was wir erwarten und wie es geht. Dann machen wir es vor. Anschließend sind die Jugendlichen dran, während wir zuschauen und ihnen Anweisungen geben. Erst dann arbeiten sie allein – und sind dafür verantwortlich, dass alles richtig gemacht wird. In den ersten Tagen ist dann eben etwas Sand im Essen, und manch einer muss mehrere Tage lang jeden Morgen seinen Schlafsack zum Trocknen aufhängen. Und nachdem ein Streifenhörnchen sein Müsli angefressen hat, vergisst auch Andy kein Essen mehr in seinem Zelt.

Nach einer Woche in den Sanddünen haben die Jugendlichen die wichtigsten Fähigkeiten und Fertigkeiten gelernt, um ein Lager auf- und abzubauen, ein warmes Frühstück und Abendessen zu kochen und trotz täglicher Regengüsse trocken zu schlafen. Ihr nächstes Ziel ist *Mission Wolf*, eine Pflegestation und Schutzgehege für Wölfe. *Mission Wolf* liegt auf der anderen Seite der Bergkette. Auf der Wanderung über den Pass können die Jugendlichen jetzt all die neu erworbenen Fertigkeiten einsetzen und gleichzeitig als Gruppe zusammenwachsen. Während der ersten Tage haben vor allem die Mädchen große Schwierigkeiten, und die Gruppe legt nur wenige Kilometer zurück. Körperlich könnten alle Jugendlichen die angestrebten acht Kilometer pro Tag schaffen. Es mangelt ihnen nicht an Kraft, Ausdauer oder Wissen, sie haben nur einfach keine Lust, sich anzustrengen und hoffen auf einen einfacheren Ausweg. Sie scheinen die Hoffnung zu hegen, dass irgendwann ein Auto auftauchen und sie zu ihrem Ziel fahren wird, wenn sie sich nur lange genug weigern, weiterzulaufen.

Am dritten Tag haben alle dann endlich die an Sie gestellte Erwartung verstanden: Wir wandern gemeinsam als Gruppe, und wir kommen an, wenn wir ankommen. Keiner wird uns „retten" oder uns den Weg verkürzen, egal wie sehr wir uns beklagen. Und auf einmal laufen die Jugendlichen 15 Kilometer an einem Tag und kommen am folgenden Nachmittag nach insgesamt 35 Kilometern in unserem neuen Lager an. In diesem Fall hatten wir unsere Erwartungen von Anfang an klargemacht, aber die Jugendlichen glaubten nicht, dass wir es wirklich ernst meinten. Als sie unsere Erwartungen nicht nur verstanden hatten, sondern auch glaubten, dass diese nicht verhandelt werden konnten, arbeiteten sie auf einmal zusammen und erreichten das Ziel.

Wie oft haben Sie Ihrem Kind gesagt: „Räum dein Zimmer auf!"? Dann öffnen Sie nach zwei Stunden die Tür zum Zimmer Ihres Kindes, und es sieht aus wie bei Hempels unterm Sofa, während Ihr Kind darauf besteht, dass es aufgeräumt hätte.

Sie haben wahrscheinlich beide recht – und ein total unterschiedliches Bild davon, was es bedeutet, ein Zimmer aufzuräumen.

Erwartungen formulieren

Um solche Missverständnisse in Zukunft zu vermeiden, lassen Sie Ihr Kind genau wissen, was Sie erwarten.

→ Erklären Sie, was Sie erwarten: „Alle Kleidungsstücke müssen gefaltet oder aufgehängt im Schrank sein. Du kannst nichts unter das Bett oder unter den Teppich schieben. Alles Spielzeug muss in den entsprechenden Kisten sein. Papier und Stifte gehören in die Schubladen im Schreibtisch. Die Schreibfläche muss leer sein. Das Bett sollte gemacht sein."

→ Dann zeigen Sie Ihrem Kind, wie man T-Shirts faltet, wo das Spielzeug hingehört, wie man Bücher ordnen kann und wie man ein Bett macht.

→ Lassen Sie sich von Ihrem Kind zeigen, dass es verstanden hat, was „Aufräumen" bedeutet.

→ Ein paar Tage später bitten Sie Ihr Kind darum, sein Zimmer aufzuräumen.

→ Nach ein paar Stunden kommen Sie zurück und lassen sich von Ihrem Kind zeigen, was es gemacht hat.

→ Wenn etwas nicht richtig ist, dann zeigen Sie es Ihrem Kind noch einmal. Machen Sie es zusammen, und dann lassen Sie es Ihr Kind ein paar Tage später wieder versuchen.

Genauso erklären Sie, was Sie erwarten, wenn Sie darum bitten, dass Ihr Teenager die Küche aufräumt, den Tisch deckt, das Badezimmer putzt, den Rasen mäht oder auf die kleinen Geschwister aufpasst.

Klare Erwartungen, detaillierte Anweisungen und wiederholtes Üben helfen Jugendlichen, verantwortungsbewusster und selbstständiger zu werden.

Erst wenn Sie sich sicher sind, dass Ihr Kind genau weiß, was Sie erwarten, lassen Sie Konsequenzen folgen, wenn die Erwartungen nicht erfüllt werden. „Ich zahle Taschengeld an diejenigen, die im Haushalt mithelfen und ihre Aufgaben erfüllen." „In unserem Haushalt wird der Fernseher erst angemacht, nachdem die Hausaufgaben erledigt sind." (Um dies durchzusetzen, können Sie ein wichtiges Kabel verstecken).

Jugendliche beschweren sich oft, dass ihre Eltern sie „nerven", indem sie immer wieder das Gleiche sagen und sie ständig daran erinnern, etwas zu tun. Um dieser Beschwerde vorzubeugen, lassen Sie Ihr Kind wissen, wann Sie erwarten, dass eine bestimmte Aufgabe erledigt ist. „Räum bitte dein Zimmer auf. Ich werde es mir Freitagabend um 18 Uhr anschauen. Wenn aufgeräumt ist, kannst du danach gern mit deinen Freunden rausgehen." „Bitte putz heute vor 19 Uhr das Badezimmer." Falls das Badezimmer um 19 Uhr nicht sauber sein sollte, dann hat das die Konsequenz, auf die Sie sich im Voraus geeinigt haben. (Mehr dazu im nächsten Kapitel.) Begehen Sie aber bloß nicht den Fehler, Ihr Kind dreimal darauf hinzuweisen, dass das Badezimmer immer noch nicht geputzt ist oder dass es schon 18:30 Uhr ist. Um 19:15 Uhr putzen Sie dann das Badezimmer selbst und lassen die zuvor vereinbarte Konsequenz folgen, die wahrscheinlich darin besteht, dass Ihr Kind Sie für die geleistete Arbeit von seinem Taschengeld bezahlt.

Kalender, Listen, Tafeln und Notizzettel sind sehr hilfreich, um Kindern und Jugendlichen Erwartungen vor Augen zu führen, Termine und Zeitbegrenzungen aufzuschreiben und sicherzustellen, dass Ihr Kind genau weiß, was wann von ihm erwartet wird. Wählen Sie einen Platz in Ihrer Wohnung aus, an dem diese Hinweise schwer zu übersehen sind, wie zum Beispiel neben der Eingangstür oder am Kühlschrank.

Selbstvertrauen aufbauen

Warum ist es so wichtig, Kindern und Jugendlichen beizubringen, was genau von ihnen erwartet wird? Wenn Kinder Erwartungen erfüllen, dann haben sie einen Grund, auf sich und ihre Leistungen stolz zu sein. Sie fühlen sich kompetent und fähig. Sie entwickeln Selbstvertrauen und Selbstsicherheit. Ihre Kinder erlernen außerdem wichtige Fähigkeiten und Fertigkeiten, die ihnen im späteren Leben von Nutzen sein werden – vom Wäsche waschen bis zum guten Zeitmanagement. Wenn Sie Ihren Kindern erlauben, als Teil des Lernprozesses Fehler zu machen, dann können sie aus ihren Fehlern lernen und erleben, dass Übung tatsächlich den Meister macht. Viele Jugendliche geben heutzutage schnell auf, wenn sie etwas nicht sofort können oder wenn sie sich anstrengen müssen, um etwas zu erreichen. Sie sind es gewohnt, dass alles „sofort" passiert und werden schnell ungeduldig, wenn sie auf etwas warten müssen – nicht ungewöhnlich in einer Welt aus Handys, Instant Messaging, E-Mails, MTV und Mikrowellen, aber wenig hilfreich, wenn es darum geht, Ausdauer, Durchhaltevermögen und Geduld zu entwickeln.

Lob gehört natürlich auch dazu. Wenn Sie Ihrem Kind immer nur zeigen, was es falsch gemacht hat und was es noch nicht kann, dann wird es schnell entmutigt und will nicht mehr lernen. Loben Sie viel und oft. Loben Sie Teilerfolge und Anstrengung. Vermeiden Sie jedoch, zu loben und dann gleich zu kritisieren: „Das hast du gut gemacht, *aber* ..." Kinder und vor allem Jugendliche hören nur das Aber und nicht das Lob. Sagen Sie stattdessen *„und"* oder loben Sie einfach erstmal nur und finden später Zeit, etwas zu verbessern und ihre Erwartungen genauer zu definieren. „Danke, dass du den Herd geputzt hast. Man kann sich fast drin spiegeln. Können wir später noch mal üben, was man mit dem dreckigen Geschirr macht?" Je eher Sie anfangen, Ihren Kindern beizubringen, was Sie erwarten, desto einfacher wird es sein, wenn sie zu Jugendlichen heranwachsen. Es ist natürlich nie zu spät, die Vorschläge umzusetzen, die Sie in diesem Buch lesen. Je älter Ihr Kind aber ist, desto länger wird es die neuen Regeln, Grenzen und Erwartungen infrage stellen und sich dagegen wehren. Seien Sie konsequent und lassen Sie sich nicht provozieren. Falls

Sie diese neuen Prinzipien regelmäßig in die Tat umgesetzt haben und sich nach vier bis fünf Monaten nichts verändert hat, oder wenn es Ihnen schwerfällt, sich selbst zu ändern und konsequent zu sein, dann sollten Sie am besten professionelle Hilfe in Anspruch nehmen. Manchmal muss ein Jugendlicher sein gewohntes Umfeld verlassen, um sich ändern zu können. Oft hilft schon ein Programm von drei bis sechs Monaten dem Jugendlichen, genug Abstand zu gewinnen, um zu erkennen, dass er eigentlich ein anderes Leben will. Arbeiten Sie mit dem Jugendamt, einem Therapeuten, der Schule, dem Arbeitsamt, dem Sozialamt, ihrer Kirche und all den Menschen zusammen, die Ihrem Kind helfen können und wollen.

Oft muss es auch einen Neuanfang in der Beziehung zwischen Jugendlichem und Eltern geben. Gespräche sind oft einfacher, wenn eine neutrale Person dabei ist, beispielsweise ein Therapeut. Ob Sie es glauben oder nicht – wenn Sie eine gute Beziehung zu Ihrem Kind hatten bis es etwa zwölf Jahre alt war, dann ist es sehr wahrscheinlich, dass Sie diese Beziehung retten oder wiederherstellen können und dass Ihr nervenraubender Teenager sich irgendwann wieder in einen liebevollen und relativ vernünftigen Menschen verwandelt. War die Beziehung schon immer schlecht, dann wird es schwieriger werden, sie während der Teenagejahre Ihres Kindes zu verbessern. Es ist nie zu spät, aber je früher Sie sich Hilfe suchen, desto größer ist die Wahrscheinlichkeit, dass sich Dinge zum Besseren entwickeln.

Konsequenzen

Kevin *(16) lebt mit seinen Eltern und einer älteren Schwester zusammen. Zu Hause herrschen oft Chaos und Gewalt. Schon im Kindergarten schlug Kevin los, wenn ihm etwas nicht passte. Nach der Einschulung wurden die Probleme dann jedes Jahr größer. Er ließ sich nichts sagen, wurde wegen Schlägereien regelmäßig beurlaubt und musste die dritte Klasse wiederholen. Als einer der Klassenältesten fühlte er sich besonders stark und bedrohte Lehrer, wenn sie ihm Aufgaben gaben, die er nicht erledigen wollte. Dann begann er zu schwänzen. Er schaffte es gerade noch in die sechste Klasse, wurde dann aber in der siebten Klasse in ein betreutes Wohnen eingewiesen, weil weder seine Eltern noch seine Lehrer wussten, was sie tun sollten. Auch dort randalierte Kevin und fing an, zu kiffen und regelmäßig zu trinken. Weil er nicht in eine Anstalt weiter weg von zu Hause wollte, erklärte sich Kevin letztendlich bereit, mitzumachen und sich an die Regeln zu halten. Er spielte Eishockey und hatte Freunde. Aber leider hielt dieses Versprechen nicht lange an. Kevin fühlte sich ungerecht behandelt, wurde immer aggressiver und ignorierte jede Regel. Er schlug einen anderen Jungen zusammen und musste dafür Sozialstunden leisten. Ein Praktikum und einen möglichen Ausbildungsplatz verlor er wegen Schlägereien. Eine andere Möglichkeit, eine Ausbildung zu machen, gab er auf, weil er nicht zur Berufsschule ging. Mittlerweile hat Kevin keine Zukunftsperspektive mehr. Er trinkt jeden Tag, beschimpft seine Eltern und hält sich an keine Regeln. Für die Familie ist das Therapieprogramm in Amerika die letzte Hoffnung.*

Eine neue Aufgabe

Am ersten Tag bei den Wölfen helfen wir, ihr Futter vorzubereiten. Die alten Wölfe fressen jeden Tag ein bisschen frisches Fleisch. Die jüngeren Wölfe bekommen nur alle drei bis fünf Tage Fleisch, denn in der freien Natur würden sie auch nicht jeden Tag fressen. Menschen, die in der Umgebung leben, spenden oft alte und kranke Pferde, Kühe und angefahrene Rehe für die Wölfe. Das Fleisch muss zerteilt und vorbereitet werden, eine nicht gerade angenehme Arbeit. Kevin ist in seinem Element. Wenn es ums Arbeiten geht, dann ist er auf jeden Fall dabei. Er arbeitet hart und viel. Aber leider arbeitet sein Mund auch die ganze Zeit. Er beschwert sich lautstark, dass einige der anderen Jugendlichen nicht so schwer arbeiten wie er. Er pöbelt herum und beschimpft die Betreuer, als sie ihn bitten, sich auf seine Arbeit und seine eigenen Probleme zu konzentrieren. Er fängt an, dumme Witze zu reißen, und als er statt Lachen eine Zurechtweisung erntet, flippt er aus. Kevin ist es nicht gewohnt, Grenzen gesetzt zu bekommen. Er kann zu Hause tun und lassen, was er will, weil alle Angst vor ihm haben. Auch Konsequenzen sind ihm fremd. Wenn er einen Ausbildungsplatz verliert, weil er nicht zur Schule geht, dann ist das doch das Problem der Schule. Wenn er wegen Trinken und Randalieren sein Praktikum aufgeben muss, dann fand er die Arbeit sowieso blöd. Kevin hat in seinem Leben zwar Konsequenzen erfahren, diese aber nie als Resultat seiner eigenen Entscheidung angesehen. Sein Verhalten war nie das Problem. Das Problem waren die anderen: die Mitschüler, die Chefs, die Lehrer, die Eltern. Hier wird es jetzt immer schwerer für Kevin, jemand anderen für die Konsequenzen seines Verhaltens und seiner Entscheidungen verantwortlich zu machen. Sein unangemessenes Verhalten führt dazu, dass er den nächsten Tag allein verbringen darf. Denn wer seinen Mitmenschen nicht mit Respekt begegnen kann, schließt sich aus der Gruppe oder der Gemeinschaft aus. Für Kevin ist das eine recht harte Konsequenz, denn er ist nur ungern mit sich selbst allein.

Trotz dieser Konsequenz hat Kevin leider weiterhin Schwierigkeiten, sich an Regeln zu halten und nicht ständig herumzumotzen. Durch dieses Verhalten verspielt er sich seine Eltern-Tage, das heißt, er wird keine Nacht bei seinen Eltern im Hotel verbringen können, wenn diese in der nächsten Woche zu Besuch kommen.

Konsequenzen erkennen

Die Jugendlichen wissen seit drei Wochen, dass ihr Verhalten, ihre Teilnahme an der Therapie und die Erledigung von Schreibaufgaben bestimmen, wie viele Tage sie mit ihren Eltern verbringen dürfen. Sie kennen unsere Erwartungen und die entsprechenden die Konsequenzen. Damit liegt es an den Jugendlichen, nicht an uns, wie viel Zeit sie mit ihren Eltern verbringen. Es ist wichtig, dass Kinder wissen, was von ihnen erwartet wird, worin die Konsequenzen bestehen, wenn sie den Erwartungen nicht entsprechen, und dass die Konsequenzen dann auch erfolgen. Auch wenn die Jugendlichen es nie zugeben würden – eigentlich wollen sie sich darauf verlassen, dass es Regeln, Grenzen und Konsequenzen gibt, auf die sie zählen können. Das Leben ist unsicher genug, da ist es schön, wenn man wenigstens ein paar Dinge voraussagen kann. Wenn die Jugendlichen wissen, was passieren wird, dann haben sie Kontrolle über ihr Leben. Je mehr sie ihr Leben selbst bestimmen, desto besser sind sie auf das Leben als Erwachsene vorbereitet. Dabei ist es wichtig, zwischen Konsequenzen und Strafe zu unterscheiden. Denn als Erwachsener wird man selten bestraft, aber man ist ständig mit den Konsequenzen seines Verhaltens konfrontiert. Konsequenzen resultieren aus einer Entscheidung. Konsequenzen können erwünscht und angenehm oder unangenehm und sogar schmerzhaft sein. Strafe ist etwas, das jemand anders einem aufs Auge drückt, damit es wehtut. Strafe wird oft von Rachegedanken gesteuert: „Mir wurde wehgetan, und ich will, dass der andere genau den gleichen Schmerz erlebt. Wenn ich leiden muss, dann soll der andere auch leiden." Strafe ist wenig hilfreich, wenn es darum geht, dass ein Kind sein Verhalten ändern soll. Wenn Kinder bestraft werden, lernen sie oft einfach nur, ihre Untaten besser zu verstecken, um nicht erwischt zu werden, oder sie entscheiden sich, gar nichts mehr zu tun, denn dann werden sie ja auch nicht bestraft. Bestrafung hilft Kindern also wenig dabei, Verantwortung für ihr Verhalten zu übernehmen.

Jedes Mal, wenn Eltern etwas von ihren Kindern verlangen, was sie nicht wirklich kontrollieren können, verlieren sie den Respekt ihrer Kinder. Freundschaften sind ein gutes Beispiel. Es ist unmöglich, einen Jugendlichen 24 Stunden am Tag zu überwachen. Wenn Sie Ihrem Kind verbieten, mit bestimmten Freunden Zeit zu verbringen, können Sie davon ausgehen, dass Ihr Kind das jetzt erst recht tut – vor allem, um zu beweisen, dass Sie es nicht kontrollieren können. Da es jetzt nicht mehr um Konsequenzen, sondern um einen Machtkampf geht, verspüren Eltern in dieser Situation oft das Bedürfnis, ihr Kind zu bestrafen.

Wenn Eltern also Regeln aufgestellt haben, die sie nicht wirklich durchsetzen können – oder Wahlmöglichkeiten eröffnet haben, von denen eine eigentlich gar keine war und diese natürlich von dem Kind gewählt wurde –, dann greifen sie oft zur Bestrafung, in der Annahme, damit ihr Gesicht wahren zu können. Langfristig passiert aber das Gegenteil: Sie verlieren nicht nur Respekt und Ansehen, sondern ruinieren auch die Beziehung zu ihrem Kind. Wenn Sie von Ihrem Kind ausgetrickst worden sind, geben Sie es zu, gratulieren Sie ihm, und lassen Sie es nicht wieder geschehen. Es ist nicht die Schuld Ihres Kindes, dass Sie sich haben austricksen lassen. Konsequenzen sind in diesem Fall absolut unangebracht.

Kinder entdecken oft schon im Kleinkindalter, dass sie ihre Eltern aus der Fassung bringen können, indem sie etwas tun, worüber die Eltern keine Kontrolle haben. Eltern, die sich auf diese Machtkämpfe einlassen, sind dann oft zu müde und frustriert, um die wirklich wichtigen „Kämpfe" zu führen, die sie gewinnen könnten.

Wenn möglich, geben Sie Ihren Kindern die Gelegenheit, durch Entscheidungen Macht auszuüben. Sie sollten sich ganz sicher sein, dass Sie mit allen zur Wahl gestellten Möglichkeiten leben können. Nicht, dass dies etwas Neues wäre – aber Jugendliche haben einen sechsten Sinn dafür, genau das zu wählen, was Sie nicht wirklich wollen. Wenn Sie einem Jugendlichen die Wahl lassen, dann können Sie nicht im Hinterkopf haben: „Ich biete zwar Möglichkeit eins, zwei oder drei an, aber eigentlich ist Nummer drei die einzig wahre." Falls Sie das schon einmal gemacht haben: Hat Ihr Kind Möglichkeit Nummer drei gewählt? Wahrscheinlich nicht – auch wenn dies wirklich die beste Lösung war. Wenn Sie jedoch offen sagen, dass Sie eine der Wahlmöglichkeiten bevorzugen, ist diese damit für Ihr Kind aus dem Spiel. Hoffentlich werden Sie rückblickend darüber lachen können, wie wichtig Jugendlichen das Gefühl von Macht und Kontrolle ist und wie viel sie bereit sind, dafür aufzugeben.

In Zukunft vermeiden Sie Machtkämpfe und lassen Sie Ihren Teenager Verantwortung für seine Entscheidungen, seine Probleme, seine Gefühle, seine Enttäuschungen und seine Erfolge übernehmen. Und lassen Sie sich nicht dazu hinreißen, ihn zu bestrafen.

Keine Wahl ist übrigens auch eine Wahl. Lassen Sie Ihr Kind wissen: „Wenn du nicht entscheidest, dann werde ich für dich entscheiden. Und dann wirst du mit meiner Entscheidung leben müssen. Möchtest du das wirklich?"

Wenn ein Jugendlicher eine schlechte Entscheidung getroffen hat und unangenehme Konsequenzen erlebt, reiben Sie es ihm nicht unter die Nase. Werden Sie nicht wütend. Halten Sie keine lange Rede. Geben Sie keine Ratschläge. Sagen Sie einfach: „Das klingt nach einer dummen Situation, in der du da steckst. Ich bin mir sicher, dass du eine Lösung finden kannst."

Lassen Sie sich nicht dazu hinreißen, Ihr Kind vor den Konsequenzen zu „retten". Zeigen Sie Mitgefühl, aber übernehmen Sie nicht die Verantwortung für das Problem oder die unangenehmen Gefühle Ihres Kindes. Eltern fällt es oft schwer zuzusehen, wenn es ihrem Kind schlecht geht, weil es eine dumme Entscheidung getroffen hat. Aber genau diese Gefühle sind es, die Ihrem Kind helfen werden, in Zukunft vielleicht eine andere Entscheidung zu treffen. Wenn Sie ihm diese Gefühle wegnehmen, indem *Sie* die Situation in die Hand nehmen, bringen Sie ihm bei, dass es unfähig ist, sein eigenes Leben zu regeln, dass die Eltern es vor unangenehmen Gefühlen retten werden und dass es letztendlich egal ist, was für Entscheidungen es trifft, da es die Konsequenzen sowieso nie tragen muss.

Wenn Sie auf schlechte Entscheidungen Ihres Kindes mit Wut reagieren, bringen Sie ihm bei, dass es Entscheidungen treffen kann, die Sie und Ihre Gefühle beeinflussen. Tatsächlich geht es aber nicht darum, Jugendlichen beizubringen, dass schlechte Entscheidungen die Erwachsenen wütend machen, sondern dass diese Entscheidungen die Qualität ihres eigenen Lebens verschlechtern.

Jugendliche treffen gute Entscheidungen, wenn sie Charakterstärke entwickelt haben. Und Charakterstärke entwickelt sich, wenn Jugendliche schlechte Entscheidungen treffen und dann mit den unangenehmen Konsequenzen leben müssen. Dadurch lernen sie, dass ihre Lebensqualität von ihren Entscheidungen und ihrem Verhalten abhängig ist. In diesem Zusammenhang ist es außerdem wichtig, dass Sie *Nein, danke* zu Schuldgefühlen sagen. Die Fehler Ihres Kindes bedeuten nicht, dass Sie als Elternteil versagt haben. Fehler geben Ihrem Kind die Gelegenheit, etwas zu lernen. Fehler bedeuten nicht, dass Sie eine schlechte Mutter oder ein schlechter Vater sind.

Doppelbestrafung ist verboten. Gesetzlich darf jede Straftat nur einmal geahndet werden. Das sollte auch für Ihren Haushalt zutreffen. Wenn Sie Ihr Kind anbrüllen und beschimpfen, wenn es einen Fehler macht, dann hat es damit eine Konsequenz erfahren. Da Sie ja mittlerweile wissen, dass laute Worte keine hilfreiche Konsequenz sind, sondern diese Ihrem Kind nur das Gefühl geben, gewonnen zu haben, beißen Sie sich natürlich normalerweise auf die Zunge und wählen eine passende Konsequenz. Falls Sie trotzdem rückfällig werden, sollten Sie sich bei Ihrem Kind entschuldigen und je nach Lautstärke und Wortwahl keine weitere Konsequenz folgen lassen.

Oft benutzen Jugendliche die Macht des Schweigens, um Kontrolle auszuüben. Vermeiden Sie auch hier den Machtkampf. Sie können letztendlich keinen dazu zwingen, etwas zu sagen. Wenn Ihr Teenager sich weigert, Ihnen eine Antwort zu geben oder mit Ihnen zu reden, dann sagen Sie einfach: „Ich kann verstehen, dass dies ein schweres Thema für dich ist. Es ist gut, dass du erst darüber nachdenken willst, bevor du antwortest. Lass uns später darüber reden." Und dann gehen Sie weg und lassen sich auf keine weitere Diskussion ein, egal was Ihr Teenager sagt. Wiederholen Sie einfach, dass Sie später darüber reden werden.

Wenn Sie als Erwachsener anfangen, sich auf einen Streit mit einem Teenager einzulassen, dann haben Sie eigentlich schon verloren. Jugendliche genießen verbale Auseinandersetzungen und werden nicht aufhören zu argumentieren, bis Sie die Geduld verlieren und wütend werden. Damit hat der Jugendliche bewiesen, dass er letztendlich Kontrolle über Ihre Gefühle hat und Sie wütend machen kann, wenn es hilfreich erscheint. Doch wann ist es hilfreich, die Eltern wütend zu machen? Wenn ein Jugendlicher von dem eigentlichen Problem ablenken will, liefert ihm die Wut der Eltern eine gute Ausrede, um selbst wütend zu werden. Dann wird sich die weitere Auseinandersetzung auf die Wut und die ungerechten Eltern und nicht auf das Problem konzentrieren.

Vermeiden Sie Streit, indem Sie sagen: „Mir ist unsere Beziehung zu wichtig, um mit dir über ... zu streiten. Lass uns später darüber reden, wenn wir uns beide beruhigt haben." Oder: „Ich bin im Moment zu wütend, um dieses Problem zu diskutieren. Wir werden später darüber reden." Je wütender Sie sind, desto leiser sollte Ihre Stimme werden.

Wenn Ihr Kind versucht, Sie in einen Streit zu verwickeln, indem es sich weigert, zu akzeptieren, was Sie gesagt haben, dann wiederholen Sie einfach – wie eine kaputte Schallplatte: „Was habe ich gesagt?"

Die meisten Jugendlichen werden nach zehn Minuten ungeduldig und hören entweder auf zu argumentieren, oder sie werden wütend. Bevor Sie selbst wütend werden, verlassen Sie den Raum. Schließen Sie sich zur Not im Badezimmer ein – nehmen Sie etwas gutes zum Lesen mit – oder laufen Sie einmal um den Block. Sie werden diese Strategie wahrscheinlich einige Male anwenden müssen, bis Ihr Teenager Ihnen glaubt, dass Sie sich wirklich nicht auf einen Streit einlassen – vor allem, wenn Sie früher leicht mitgestritten haben.

Ihre Jugendlichen werden Sie auf die Probe stellen und testen, ob Sie es mit diesen neuen Erziehungsstrategien wirklich ernst meinen. In der Vergangenheit haben sie gelernt, dass sie nur weiter provozieren mussten, um das gewünschte Ziel – eine wütende Mutter oder einen lauten Vater – zu erreichen. Machen Sie sich darauf gefasst, dass Sie anfänglich mehr provoziert werden als zuvor. Mit anderen Worten: Es wird schlimmer werden, bevor es besser wird.

Was sind gute und angemessene Konsequenzen?

Am besten sind „natürliche" Konsequenzen: Man stiehlt, also nimmt die Polizei einen fest. Man kommt zu spät zur Arbeit oder zur Schule, also muss man länger bleiben oder nachsitzen. Die Wäsche ist am Waschtag nicht im Wäschekorb, also muss man leider so lange in dreckigen Klamotten herumlaufen, bis wieder gewaschen wird. Und wenn man nicht pünktlich zum Essen kommt, ist es sehr wahrscheinlich, dass nichts mehr da ist.

Wenn natürliche Konsequenzen nicht möglich – oder zu gefährlich – sind, dann versuchen Sie eine „logische" Konsequenz zu finden. Die Konsequenz sollte so viel wie möglich mit dem vorausgehenden Verhalten zu tun haben: Kommt Ihr Kind zu spät nach Hause, kann es am folgenden Wochenende nicht ausgehen. Hilft es nicht im Haushalt mit, bekommt es kein Taschengeld. Kündigen Sie bitte nur Konsequenzen an, die Sie wirklich auch durchsetzen können. Wenn Sie das Fernsehen verbieten, aber den ganzen Tag arbeiten und nicht wissen, ob und wann Ihr Teenager fernsieht, dann sollten Sie lieber eine andere Konsequenz wählen oder beispielsweise ein wichtiges Kabel mitnehmen, ohne das der Fernseher nicht funktioniert. Das Gleiche gilt für den Computer und das Telefon.

Damit Konsequenzen nicht in Machtkämpfe ausarten, sagen Sie, wozu Sie bereit sind, anstatt etwas anzudrohen, das Sie nicht wirklich durchsetzen können:

→ Wir zahlen Taschengeld an alle, die im Haushalt mithelfen.
→ Wir spielen gern Taxi, sobald du die Hausaufgaben erledigt hast.
→ Wir waschen die Wäsche, die mittwochs im Wäschekorb ist.
→ Wir essen um 19 Uhr Abendbrot. Es kann sein, dass danach nichts mehr übrig ist.
→ Wir fahren morgens um acht Uhr los. Wer mitfahren will, kann das gern tun.

Und dann *tun* Sie genau das, was Sie gesagt haben, ohne viele Worte darüber zu verlieren. Taten sprechen lauter als Worte. Keine Ermahnungen, Erinnerungen oder Drohungen. Handeln Sie einfach. Und auf keinen Fall dürfen Sie sagen: „Siehst du, ..." oder „Habe ich dir doch gesagt ..." Wenn die Konsequenz eintritt, ist es wichtig, dass Sie wahres Mitgefühl ausdrücken: „Das tut mir leid." „Wie dumm für dich." „Du kannst es ja morgen wieder probieren." Wenn Sie dies nicht von Herzen sagen können, dann sagen Sie lieber gar nichts.

Wenn Sie keine logische Konsequenz finden können, funktioniert im Notfall Folgendes, aber bitte benutzen Sie diese Konsequenz wirklich nur, wenn Ihnen nichts Besseres einfällt: „Deine Schule hat angerufen, und mir wurde gesagt, dass du diese Woche mehrmals geschwänzt hast und deinen

Lehrern gegenüber unhöflich warst. Ich habe viel Zeit damit verbracht, über eine angemessene Konsequenz nachzudenken, aber mir fällt nichts ein. Die Zeit, die ich mit Nachdenken verbracht habe, war eigentlich dazu gedacht, die Küche und das Bad zu putzen. Sobald du beide Räume geputzt hast, werde ich mir keine weiteren Gedanken über dein Problem machen, sondern das der Schule überlassen. Du musst nicht sofort mit dem Putzen anfangen. Es muss aber Samstagabend um 18 Uhr erledigt sein." Zögern Sie nicht, mit anderen über eine angemessene Konsequenz für Ihr Kind zu reden. Fragen Sie andere Familienmitglieder, Freunde oder Therapeuten. Konsequenzen müssen nicht sofort erfolgen. Ein Jugendlicher wird sich ganz bestimmt daran erinnern, dass er etwas falsch gemacht hat und noch auf eine Konsequenz wartet, wenn Sie sagen: „Ich weiß im Moment nicht, wie ich auf diese Situation reagieren soll. Ich werde dir später sagen, was für Konsequenzen dein Verhalten hat."

Geben Sie zu, wenn Sie aus Wut einen Fehler gemacht haben. Entschuldigen Sie sich, wenn Sie laut geworden sind oder unangemessene Konsequenzen angedroht haben („Wenn du das noch mal machst, bekommst du bis zu deinem 18. Geburtstag Hausarrest!") und überlegen Sie eine angemessene Konsequenz. Versuchen Sie jedoch, diese Ausrutscher zu vermeiden. Jedes Mal, wenn Sie eine Konsequenz ändern, verlieren Sie in den Augen Ihres Teenagers ein bisschen Respekt. Und Respekt ist unerlässlich in einer Beziehung mit einem Jugendlichen. Darum vermeiden Sie es wenn möglich, Konflikte zu lösen oder Konsequenzen folgen zu lassen, wenn Sie oder Ihr Kind wütend sind. Warten Sie, bis Sie sich beide beruhigt haben.

Die folgenden Fehler werden oft von Eltern gemacht, die gerade damit anfangen, nach diesen neuen Prinzipien zu handeln.

→ Kein ehrliches Mitgefühl: Von Ihrer Körperhaltung, über Ihre Stimme bis hin zu dem, was Sie sagen, muss klar sein, dass Sie tatsächlich traurig sind, dass Ihr Kind die Konsequenzen seiner Fehler ausbaden muss.

→ Androhung von Konsequenzen statt Handeln: Je weniger Worte, desto besser. Anstatt zu sagen „Wenn du nicht sofort dein Zimmer aufräumst, kannst du das Handy vergessen!" nehmen Sie das Handy und sagen „Es tut mir leid, dass du diese Woche ohne Handy auskommen musst, da du nicht wie vereinbart dein Zimmer aufgeräumt hast. Hoffentlich klappt es nächste Woche."

→ Keine echten Alternativen anbieten: Sie bieten Ihrem Kind Alternativen an, mit denen Sie nicht wirklich leben können oder die nicht durchführbar sind. „Wenn du denkst, dass Schule so schlimm ist, dann geh doch morgen für mich zur Arbeit."

→ Rachegedanken: Sie wollen, dass Ihr Kind Ihren Schmerz fühlt. Sie wollen bestrafen, anstatt Ihrem Kind zu erlauben, durch Konsequenzen etwas zu lernen.

→ Erwartungen an das Kind, die Sie selbst nicht erfüllen: Sie erwarten, dass Ihr Kind nicht raucht, rauchen aber selbst weiter. Sie erwarten, dass Ihr Kind nicht herumbrüllt, während Sie selbst weiterhin die Stimme erheben.

Als Eltern haben Sie das Recht, zu erwarten, dass

→ sie mit Respekt behandelt werden.
→ niemand Drogen in Ihr Haus oder Ihre Wohnung bringt.
→ alle Familienmitglieder im Haushalt mithelfen.
→ keiner sich ohne Erlaubnis etwas nimmt oder ausleiht, ohne vorher die Person, der diese Sache gehört zu fragen.

Sie haben das Recht zu bestimmen, wer sich in Ihrem Haus oder Ihrer Wohnung aufhält und was dort passiert. Anstatt sich auf einen Machtkampf einzulassen, nehmen Sie Ihren Teenager beiseite, wenn Sie beide gut gelaunt sind, und erklären das Prinzip von Geld und Kontrolle: „Du weißt, dass ich es gut finde, wenn du deine Freunde einlädst. Du bist ein Teenager, und Teenager brauchen Freunde. Ich dagegen brauche meinen Schlaf. Und ich kann nicht schlafen, wenn deine Freunde hier sind, nachdem ich ins Bett gegangen bin. Um ruhig schlafen zu können, muss ich wissen, dass sich in meiner Wohnung nach 22 Uhr nur noch Familienmitglieder aufhalten. Kannst du das verstehen?" Wenn Ihr Teenager dann beklagt, wie unfair und ungerecht das ist, dass er auch Rechte hat und dass er und seine Freunde sowieso nur in seinem Zimmer sind, dann erklären Sie ganz ruhig, dass derjenige, der die Miete oder das Darlehen bezahlt, das Recht hat, diese Dinge zu bestimmen. Und dass Sie gern bereit sind, diese Erwartungen zu durchdenken, sobald Ihr Teenager anfängt, Miete zu bezahlen. Sie können auch darüber reden, dass Sie sich an die Regeln halten werden, die Ihr Teenager aufstellt, sobald er eine eigene Wohnung hat – und dafür bezahlt. Sie können versprechen, dass Sie *nicht* mit Ihren Freunden einfach aufkreuzen und das Wohnzimmer übernehmen werden. Wenn Sie eine einigermaßen gute Beziehung zu Ihrem Teenager haben, wird ein solches Gespräch wahrscheinlich Erfolg haben.

Wenn Sie das Gefühl haben, dass Ihre Beziehung zu diesem Zeitpunkt schon zu kaputt ist, müssen Sie erst die Beziehung reparieren. Erst wenn die Beziehung wieder auf gegenseitigem Respekt beruht, funktionieren solche Strategien. Um diesen Respekt wiederherzustellen, bedarf es oft professioneller Hilfe. Therapeuten, Pädagogen und Therapieprogramme können hier von Nutzen sein.

Einigkeit ist wichtig

Kinder und Jugendliche wissen, dass sie mehr Macht und Kontrolle haben, wenn ihre Eltern sich nicht einig sind. Darum werden sie alles tun, um die Eltern gegeneinander auszuspielen. Schon Kleinkinder wissen, wie man das macht: „Aber der Papa lässt mich das immer machen." „Ich hab die Mama lieber. Sie erlaubt mir das immer." Welcher Vater sagt da nicht Ja? Und welche Mutter ist da nicht frustriert wegen des Verhaltens des Vaters – der aber wahrscheinlich unschuldig ist? Je älter das Kind, desto ausgereifter die Manipulation. Für Eltern von Jugendlichen ist es darum unerlässlich, dass sie am gleichen Strang ziehen und sich auf Regeln, Erwartungen, Grenzen und Konsequenzen geeinigt haben, bevor der Teenager diese auf die Probe stellt. Wenn Sie nicht wissen, ob Sie gerade manipuliert werden, dann sagen Sie einfach: „Ich muss darüber eben erst mit deiner Mutter (deinem Vater) reden, dann werde ich dir eine Antwort geben." Ganz selten werden Sie sich in einer Situation befinden, in der Sie sofort eine Entscheidung treffen müssen – auch wenn Ihr Teenager das anders empfindet. Sie könnten auch sagen: „Im Moment ist meine Antwort erst mal ..., aber das kann sich ändern, sobald ich mit deiner Mutter (deinem Vater) geredet habe."

Wenn Sie sich als Eltern nicht einigen können, wie Sie mit den Fragen und Problemen Ihres Teenagers umgehen wollen, dann suchen Sie sich Hilfe. Jugendliche beobachten, wie ihre Eltern miteinander umgehen, Probleme lösen und einander zuhören. Wenn einem Jugendlichen klar wird, dass die Mutter dem Vater gewisse Dinge nicht mitteilen wird, dann wird die Familie und damit der Jugendliche letztendlich dafür bezahlen. Wenn der Vater dem Jugendlichen Geld zusteckt, nachdem die Mutter gesagt hat, dass es kein Taschengeld gibt, bis das Zimmer aufgeräumt ist, dann wird der Jugendliche auch in Zukunft versuchen, die Eltern gegeneinander auszuspielen, um das zu bekommen, was er will – doch das ist wahrscheinlich nicht das, was er braucht.

Wenn Sie sich nicht einigen können, sollte derjenige das letzte Wort haben, dem die Sache wichtiger ist. Sie teilen diese Entscheidung Ihrem Kind dann zusammen mit: „Wir haben dieses Problem lange diskutiert und haben verschiedene Meinungen. In dieser Situation werden wir das tun, was dein Vater denkt. Und auch wenn ich die Sache etwas anders angegangen wäre, wenn ich alleinerziehend wäre, werde ich deinen Vater uneingeschränkt unterstützen." Dann können Sie als Eltern am gleichen Strang ziehen, auch wenn Sie sich nicht ganz einig sind. Passen Sie nur auf, dass nicht ein Elternteil immer derjenige ist, der nachgibt und somit den Partner zum „ewig Bösen" macht.

Das Schlimmste, was Sie tun können, ist, sich in Erziehungsentscheidungen von Schuldgefühlen leiten zu lassen. Kinder wissen ganz genau, dass sie ihre Eltern in der Tasche haben und tun und lassen können, was sie wollen, wenn sie ihre Eltern dazu bringen können, sich „schuldig" zu fühlen oder zu glauben, dass sie schlechte Eltern seien. Sie haben das bestimmt schon einmal erlebt. Sie wollen eigentlich Nein sagen oder eine Konsequenz bestimmen, aber Ihr Kind erinnert Sie an eine schlechte Entscheidung, die Sie getroffen oder einen Fehler, den Sie gemacht haben. Und auf einmal fühlen Sie sich so schuldig, dass Sie klein beigeben, um Ihre Schuldgefühle zu beschwichtigen.

Eltern, die sich von Schuldgefühlen leiten lassen, sind schlechte Eltern. Schuldgefühle machen es Ihnen unmöglich, Grenzen zu setzen und Konsequenzen folgen zu lassen.

Falls Sie das Gefühl haben, viele Fehler gemacht zu haben oder als Elternteil versagt zu haben, finden Sie so schnell wie möglich einen Weg, diese Schuldgefühle loszuwerden, sich selbst zu vergeben und morgen neu anzufangen. Religion, Kirche, Rituale und Therapie können Ihnen dabei helfen.

Lassen Sie mich wiederholen: Eltern, die sich in Erziehungsentscheidungen von Schuldgefühlen leiten lassen, treffen schlechte Entscheidungen und machen sich selbst und ihren Kindern das Leben unnötig schwer.

Kevin hat seine Eltern bis jetzt oft davon abhalten können, Konsequenzen durchzusetzen. Erst schmeichelt er, dann droht er, dann spielt er sie gegeneinander aus, und wenn das alles nicht reicht, dann bekommt er einen Wutausbruch und wird gewalttätig. Als Kevin am letzten Tag der Elternwoche trotz Schmeichelei und guter Mitarbeit in der Therapie keine Nacht bei seinen Eltern verbringen darf, ist es so weit. Er explodiert. Er droht und beschimpft. Er schubst Leute aus dem Weg und läuft weg. Seine Eltern sind fassungslos. Erst als Kevin erlebt, dass die Konsequenzen trotz Wutausbruch aufrechterhalten werden und dass er die Folgen von drei Wochen schlechten Verhaltens nicht durch einen Tag guter Mitarbeit in der Therapie ungeschehen machen kann, beruhigt er sich schließlich und akzeptiert, dass er die Nacht in seinem Zelt verbringen wird.

Elternbesuche

Es ist so weit. Die Eltern sind zwölf Stunden lang geflogen, um ihre Kinder wiederzusehen. Sie werden vier Tage lang an Familientherapiesitzungen, Elterntreffen, und Gruppentherapien teilnehmen. Die Jugendlichen konnten sich bis zu zwei Nächte mit ihren Eltern im Hotel verdienen. Moritz und Crissi haben sich beide Nächte verdient. Andy und Linda jeweils eine. Jeni und Kevin haben es dieses Mal nicht geschafft, sich Nächte zu verdienen. Beide haben durch ihr Verhalten gezeigt, dass sie noch nicht in der Lage sind, Grenzen zu akzeptieren, anderen Menschen mit Respekt zu begegnen und sich an Regeln zu halten.

Die Familienwoche dient dazu, dass Eltern und Jugendliche neue Umgangsformen und Kommunikationsstrategien üben. Zu Hause haben sie sich oft nur angebrüllt oder sogar geschlagen. Hier geht es jetzt darum, einander wirklich zuzuhören und über Bedürfnisse, Gefühle, Probleme und Erwartungen zu reden. Die Jugendlichen werden ihre Eltern wiedertreffen, nachdem sie sich zuletzt vor drei Wochen auf dem Frankfurter Flughafen gesehen haben. Es ist schwer zu sagen, wer gespannter und aufgeregter ist – die Eltern oder die Teenager.

Die Jugendlichen haben in den letzten Wochen geübt und gelernt, sich ganz bewusst auf Beziehungen einzulassen. Die Wiederbegegnung mit ihren Eltern findet darum langsam und schrittweise statt. Die Eltern warten alle zusammen in einem großen Saal. Die Jugendlichen kommen nacheinander herein und bleiben erst einmal an der Tür stehen. Sie schauen ihren Eltern in die Augen und spüren, was dabei in ihnen passiert. Die Eltern tun das Gleiche. Die meisten empfinden Freude, gemischt mit Angst. Erst, nachdem sie diese Gefühle benannt haben, treffen sie endlich aufeinander. Da gibt es dann Umarmungen, Tränen und noch mehr Umarmungen.

> **Jeni** *(14) liebt Tiere. Die Familie hat immer Hamster, Meerschweinchen, Hunde und Katzen. Seit etwa einem Jahr hat Jeni eine Ratte. Tieren kann Jeni sehr viel leichter vertrauen als Menschen. Auch die Tiere sehen etwas in Jeni, was Menschen oft verborgen bleibt. Als Jeni endlich in das Wolfsgehege darf, haben die Wölfe kein Interesse mehr an uns anderen. Wölfe begrüßen einander, indem sie sich über die Zähne lecken. Genauso begrüßen Sie auch die menschlichen Besucher. Jeni bekommt einen „Kuss" nach dem anderen, und wenn sie aufhört, die Wölfe zu streicheln, wird sie angestubst und mit viel Energie um mehr gebeten. Selten wird ein Mensch hier so lange begrüßt. Selbst Leute, die hier arbeiten, bekommen meist nur ein kurzes Küsschen und werden dann von den Wölfen ignoriert. Wölfe sehen einem Menschen direkt in die Seele, da ist es egal, wie sehr Jeni versucht, ihre Traurigkeit und Angst hinter vorlauten Kommentaren und Wutausbrüchen zu verstecken. Die Wölfe spüren, wie groß Jenis Herz ist und wie sehr sie sich nach Liebe und Geborgenheit sehnt. Sie erkennen, dass der Rest nur Fassade ist.*

Jenis Mutter ist innerlich so unruhig und aufgeregt, dass sie nicht abwarten kann, bis Jeni wirklich bereit ist, ihr zu begegnen. Die beiden haben seit einem Jahr nicht mehr im gleichen Haus gelebt und sind sich etwas fremd geworden. Anstatt diesen eher unbehaglichen Gefühlen nachzuspüren, rennt die Mutter auf Jeni zu und reißt sie in ihre Arme. Jeni schubst ihre Mutter weg und sagt: „Noch nicht." In diesem Moment ist Jeni die reifere Person. Sie übernimmt die Rolle der Erwachsenen und bietet ihrer Mutter die Stabilität und den Halt, den diese eigentlich ihrer Tochter geben sollte. In der Familientherapie lernen die beiden im Lauf der Woche, wie sehr sich Jeni wünscht, dass ihre Mutter ihr diesen Halt gibt. Um innerlich ruhig und gefestigt zu sein und weniger von Jenis Gefühlsschwankungen angesteckt zu werden, muss ihre Mutter aber erst ein paar Dinge aus ihrer eigenen Vergangenheit ausdrücken, verarbeiten und loslassen. Dieses Thema wird den beiden auch über die nächste Elternwoche hinaus zurück nach Deutschland folgen. Die beiden müssen erst einmal daran arbeiten, Heilung für sich selbst zu finden, bevor die Beziehung wirklich heilen kann. Jeni kann ihre Mutter mit einem Blick, mit einer Bemerkung völlig aus dem Gleichgewicht bringen. Erst, wenn die Mutter innere Ruhe und Festigkeit gefunden hat, kann sie die Mutter sein, die Jeni wirklich braucht. Die Mutter wird darum in Deutschland ihre eigene Therapie machen. Die Familienwochen zeigen immer wieder, wie wichtig es ist, dass sich nicht nur die Jugendlichen, sondern auch die Eltern verändern.

Linda (16) hat, wie sie selbst zugibt, schon viele Fehler gemacht, aber sie will sich dieses Mal wirklich ändern. Vor allem will sie nicht mehr gewalttätig werden. Wenn Linda wütend wird, kann sich das zierliche Mädchen in eine Furie verwandeln. Sie hat aus Wut einen Jungen mit Benzin übergossen und gedroht, ihn anzuzünden. Sie hat ein Mädchen, das sie schief angeschaut hat, erst zusammengeschlagen und dann mit dem Kopf voran gegen die Wand geschleudert. Das Mädchen wäre fast gestorben. Linda sagt, dass sie während dieser Wutausbrüche keine Kontrolle über ihr Verhalten hat. Erst hinterher sieht und spürt sie, was sie getan hat, und bereut es normalerweise. Aber dann ist es natürlich schon zu spät. Auch ihre Pflegemutter hat sie mehrfach angegriffen. Einmal hat sie ihr dabei einen Zahn ausgeschlagen.

Lindas Familie erlebt beim Wiedersehen etwas ganz anderes. Linda kommt in den Raum und dreht sich gleich wieder um. Sie weigert sich, ihre Pflegeeltern zu begrüßen und will einfach nur weg. Im Lauf der Familientherapie entdeckt Linda, dass ihr Liebe und Zuneigung manchmal einfach zu viel werden und sie dann auf Abstand gehen muss. Sie musste von klein auf ums Überleben kämpfen. Darum weiß sie, wie man kämpft, aber nicht, wie man mit Nähe umgeht. Ihre Eltern lernen, dass Lindas Bedürfnis nach Abstand keine Kritik an ihnen ist. Linda hat Schwierigkeiten, ihre Angst vor Nähe in Worte zu fassen, stattdessen läuft sie einfach weg. Die Pflegeeltern erleben das zu Hause regelmäßig, und auch wir hier in Colorado können viele Situationen aufzählen, in denen Linda weggelaufen ist, weil sie nicht wusste, wie man im Rahmen einer Beziehung mit Gefühlen umgeht. Für sie schließen Wut und Liebe einander aus. In einer ehrlichen Beziehung können so widersprüchliche Gefühle und Bedürfnisse wie Nähe, Abstand, Liebe, Wut, Trauer und Angst jedoch nebeneinander existieren. Lindas Situation wird dann auch noch dadurch erschwert, dass ihr eine innere Stimme ständig sagt, dass sie eine schlechte Person sei und nichts Gutes in ihrem Leben verdiene. Wir nennen diese Stimme später „den inneren Schweinehund." Linda hat so oft gehört, dass sie nichts wert sei, nichts richtig machte und sowieso eine Versagerin sei, bis sie angefangen hat, es zu glauben – und dementsprechend zu handeln. In der Therapie beginnt Linda, dem inneren Schweinehund den Mund zu verbieten und sich stattdessen zu sagen: „Ich bin ein guter Mensch, der gute Dinge in seinem Leben verdient, *und* ich mache auch manchmal Fehler." Sie lernt auch, ihren Pflegeeltern einfach mitzuteilen, was sie braucht, anstatt dies durch ihr Verhalten zu kommunizieren.

Trotz aller Übungen zur ehrlichen und direkten Kommunikation wird dies am Ende der Familienwoche für Jeni noch einmal zum Problem. Ihre Mutter hat ihr ein paar Dinge mitgeteilt, die ihr sehr wehgetan haben. Anstatt ihre Gefühle in

Worte zu fassen, dreht Jeni durch. Sie greift nach spitzen und scharfen Gegenständen, fängt an, sich zu ritzen, rennt vom Lager weg und droht damit, sich umzubringen. Jeni fällt es leichter, ihren Schmerz und ihre Traurigkeit durch ihr Verhalten auszudrücken als Worte zu benutzen. Doch damit bringt sie nicht nur sich selbst, sondern auch die Betreuer in Gefahr. Jeni muss noch weiter daran arbeiten, ihre Gefühle durch Worte und nicht durch Taten mitzuteilen.

Lindas und Jenis Erfahrungen zeigen, wie wichtig gute Kommunikation ist und wie sehr Kinder und Jugendliche das verinnerlichen, was ihnen ihre Eltern sagen. Worte können ein Geschenk oder eine Waffe sein. Und obwohl Taten lauter sprechen als Worte, müssen Jugendliche lernen, ihren Gefühlen eine Stimme zu geben.

Kommunikation

Kommunikation mit Jugendlichen

So reden, dass Jugendliche zuhören

Redet jemand über sich selbst und seine Gefühle, dann sind die meisten Menschen – auch Jugendliche – dazu bereit, zuzuhören und über das Gesagte nachzudenken. Wenn jemand aber auf andere einredet, ihnen sagt, wie sie sind, wer sie sind und was sie falsch machen, dann geht das im besten Fall links rein und rechts raus und in allen anderen Fällen führt es zu Konflikten, Frustration und Wut. Wenn Sie wollen, dass Ihr Teenager Ihnen zuhört, sagen Sie ihm, wie Sie sich fühlen, was Sie sich wünschen und warum. Beginnen Sie ein Gespräch mit „Ich", nicht mit „Du".

Vermeiden Sie Verallgemeinerungen. Wenn Sie sagen: „Du hörst mir nie zu" oder „Du kommst immer zu spät", dann geben Sie einem Teenager einen guten Grund, das, was Sie sagen, als nicht korrekt zu ignorieren, denn *manchmal* hört Ihr Teenager zu, und *manchmal* ist er auch pünktlich. Damit sind Ihre Aussagen falsch.

Vermeiden Sie Schimpfwörter und Predigten. Beide bewirken wenig. Sagen Sie, was Sie tun werden und nicht, was Sie von Ihren Kindern wollen. Damit vermeiden Sie Machtkämpfe, die Sie nicht gewinnen können. „Du musst aufräumen!" ist eine Einladung zu einem Machtkampf. Sagen Sie stattdessen: „Ich kaufe Pizza für alle diejenigen, die beim großen Hausputz helfen." „Ich wasche Wäsche für diejenigen, die mich mit Respekt behandeln." „Ich bezahle die Internetgebühren, solange alle Schüler gute Noten haben."

So zuhören, dass Jugendliche reden

Sie haben sicherlich schon einmal erlebt, dass Sie jemandem etwas erzählt haben, das Ihnen sehr wichtig war, und dabei das Gefühl hatten, dass die andere Person nicht wirklich zuhörte oder wenig interessiert schien. Hier sind ein paar Tipps, wie es Ihnen gelingt, ein aufmerksamer und interessierter Zuhörer zu sein.

Körpersprache

Wenden Sie Ihren Körper in Richtung Ihres Gegenübers und lehnen Sie sich leicht nach vorn. Nicken Sie ab und zu mit dem Kopf. Arme oder Beine, die vor dem Körper verschränkt sind, signalisieren Verschlossenheit und weisen ab. Halten Sie Augenkontakt. Ob Sie reden oder zuhören, Augenkontakt signalisiert Aufmerksamkeit, Offenheit und Interesse. Augenkontakt bedeutet nicht, dass Sie Ihr Gegenüber anstarren. Konzentrieren Sie sich erst auf das eine Auge, dann auf das andere. Wenn Sie eine „Pause" brauchen, schauen Sie lieber nach unten als an Ihrem Gegenüber vorbei. Wenn Sie an ihm vorbeischauen, kann das so wirken, als hätten Sie etwas Wichtigeres hinter dem Redner entdeckt. Manchmal dreht sich der Redner sogar um, weil er erfahren will, was Sie anschauen.

Fragen

Stellen Sie Fragen, haken Sie nach. Fragen Sie nach Einzelheiten, Gefühlen und Gedanken, die mit dem Gesagten zusammenhängen. „Was ging dir dabei durch den Kopf?" „Du warst wahrscheinlich ziemlich traurig, oder?" „Was genau hat er darauf erwidert?"

Das Gehörte wiederholen

Um sicherzustellen, dass Sie wirklich verstanden haben, was gesagt wurde, wiederholen Sie, was Sie gehört haben, oder fassen Sie es zusammen. „Habe ich dich richtig verstanden: ...?" „Du hast gesagt, ... Ist das richtig?" „Meinst du ...?"

Verständnis

Drücken Sie Verständnis aus. Auch wenn Sie die Schlussfolgerung Ihres Gegenübers nicht teilen, lassen Sie ihn wissen, dass Sie der Logik oder dem Argument folgen können oder zumindest, dass Sie die ausgedrückten Gefühle oder Gedanken verstehen. Vergessen Sie nicht: Verstehen bedeutet *nicht*, einverstanden zu sein. Für Ihre Beziehung mit der anderen Person, vor allem mit einem Jugendlichen, ist es wichtig, den anderen zu verstehen – und das auch zu sagen – und dann erst zu erklären, warum Sie die Situation anders sehen.

Und dann gibt es natürlich die Ausnahmen: Manchmal ist es einfacher für Jugendliche, vor allem für Jungen, über sich selbst und ihre Gefühle zu reden, wenn Sie alle diese Tipps ignorieren. Beginnen Sie ein Gespräch, wenn Sie nebeneinander im Auto sitzen und gerade keine gute Musik im Radio läuft, und haken Sie so wenig wie möglich nach.

Im Anhang finden Sie weitere Vorschläge, wie Sie die Kommunikation in Ihrer Familie verbessern können. Richten Sie wöchentliche Familientreffen ein, um Probleme anzusprechen und Lösungen zu finden. Diskutieren Sie Regeln und Erwartungen. Kinder und Jugendliche sollten dazu beitragen, Regeln, Erwartungen und Konsequenzen für Ihre Familie zu bestimmen. Doch wenn diese dann etabliert sind, gibt es kein Verhandeln mehr. Wenn die Jugendlichen nicht an der Diskussion über Konsequenzen oder Wahlmöglichkeiten teilnehmen wollen, dann werden die Erwachsenen eben entscheiden.

Sehen Sie sich die Liste der Vereinbarungen im Anhang an und setzen Sie einen „Vertrag" zwischen Eltern und Jugendlichen auf.

Wichtig ist, dass Regeln, die Respekt, Schimpfworte und Verantwortungsbewusstsein angehen, für alle Familienmitglieder gelten – auch für die Erwachsenen. Eine Spardose, in die alle Familienmitglieder 50 Cent stecken müssen, wenn sie ein Schimpfwort benutzen, ist eine sinnvolle „Familien-Konsequenz". Damit setzen Sie in vielerlei Weise ein gutes Beispiel: Sie zeigen, dass auch Erwachsene Fehler machen, Konsequenzen erleben, und Verantwortung für ihr Verhalten übernehmen müssen. Gleichzeitig sammeln Sie ein paar Euro, die dann das nächste Familientreffen „versüßen" können – Nachtisch, Kuchen, Pizza, ein neues Spiel, ein neues Tagebuch – der Fantasie sind keine Grenzen gesetzt, solange das Gekaufte der ganzen Familie dient.

Identitätsfindung

Crissi *ist 15. Sie lebt mit ihren Eltern und einer jüngeren Schwester zusammen. Ihr Vater ist Italiener, und Crissi verbringt jeden Sommer einige Wochen in Italien bei ihrer italienischen Familie. Die Familie schätzt lange gute Mahlzeiten und das dadurch entstehende Zusammengehörigkeitsgefühl. Crissis Vater hatte eine Zeit lang seine eigene Pizzeria. Crissi erinnert sich, wie gern sie damals im Restaurant war und dadurch viel Zeit mit ihrem Vater verbrachte. Liebe geht in dieser Familie auf jeden Fall durch den Magen.*

Für die Erziehung der Kinder ist vor allem die Mutter zuständig. Crissis Mutter hat hohe Ansprüche an sich selbst und ihre Familie, was Organisation, Ordnung, und Sauberkeit angeht. Crissi wuchs recht behütet auf und war in der Grundschule eher schüchtern. Sie war oft Klassenbeste, lernte gern und hatte Spaß an der Schule.

Mittlerweile sieht Crissi die Schule kaum noch von innen. Sie ist oft tagelang unterwegs, ohne dass ihre Eltern wissen, wo sie ist und was sie tut. Seit Crissi durch Freunde die Punkszene kennenlernte, zählen ihre Eltern nicht mehr. Sie übernahm Einstellung, Musik und Kleidungsstil der Punks, fing an, Drogen zu nehmen und sich regelmäßig zu betrinken. Auch dass ihre beste Freundin nichts mehr mit ihr zu tun haben wollte, hielt sie nicht davon ab, von zu Hause wegzulaufen, wenn ihr etwas nicht passte, und auf der Straße zu leben, wenn ihr die Regeln zu streng erschienen.

Hier in Colorado beginnt Crissi zu erkennen, wie wichtig ihr ihre Familie ist und dass sie vielleicht doch weniger Freiheit braucht, als sie dachte. Sie gesteht sich ein, dass das Leben auf der Straße nicht einfach war, dass sie oft verletzt und ausgenutzt wurde und dass sie darum Menschen gegenüber misstrauischer geworden ist.

Eigene Identität entwickeln

Am Anfang des Programms benahm sich Crissi wie ein Chamäleon. Wenn sie mit Linda zusammen war und Linda nur darüber redete, wie blöd das Programm war und dass sie so schnell wie möglich nach Hause wollte, dann beschwerte sich auch Crissi über die Regeln. Wenn Crissi hingegen mit einem Betreuer sprach, dann redete sie darüber, wie sehr sie sich verändern wollte. Wenn Jeni schlechte Laune hatte, dann hatte auch Crissi schlechte Laune.

Mittlerweile hat Crissi begonnen, eine eigene Identität zu entwickeln. Anstatt die Identität der Menschen um sie herum anzunehmen, gibt es jetzt eine Crissi, die eigene Bedürfnisse, Gedanken und Gefühle hat. Deshalb gab es auch während der Familienwoche ein paar Schwierigkeiten mit ihren Eltern. Vor allem mit ihrer Mutter, der es schwerfällt, Crissi loszulassen und ihr Leben etwas weniger zu reglementieren. Da ihre Mutter zu Hause für alles sorgt, muss Crissi selten eigene Entscheidungen treffen. Indem sie eigene Entscheidungen treffen, grenzen sich Jugendliche von ihren Familien ab und entwickeln ihre eigene Persönlichkeit. Darum färben sie sich die Haare blau, mögen Musik, mit der ihre Eltern nichts anfangen können und tragen Hosen, die fünf Nummern zu groß sind. Wenn Jugendliche wenig Gelegenheit haben, sich durch solche und ähnliche Entscheidungen von ihren Eltern abzunabeln, dann rebellieren sie oft umso stärker in anderen Bereichen. Häufig sind das dann Bereiche, die langfristige Folgen haben können, so wie Drogen, Alkohol, Rauchen, Ausbildung und Schule. Crissi und ihre Familie arbeiten daran, einen Weg zu finden, der es Crissi erlaubt, sich von ihren Eltern abzugrenzen, ohne so stark rebellieren zu müssen, dass sie ihre eigene Zukunft aufs Spiel setzt.

Nach der Familienwoche fliegen die Eltern zurück nach Deutschland, und die Jugendlichen machen sich auf in die Badlands von South Dakota. Die Badlands – „schlechtes Land" – haben ihren Namen deswegen erhalten, weil es hier wirklich kaum Leben gibt. Für die europäischen Siedler war dieses Land wertlos, darum machten sie es zu einem Indianerreservat. Die Indianer leben hier in großer Armut und mit wenig Zukunftsperspektive. Wir sind hier, um von ihnen zu lernen, ihre Traditionen besser zu verstehen, und ihnen so weit wir können, zu helfen.

Kurz nach unserer Ankunft in South Dakota bekommt Crissi einen Brief von ihren Eltern. Sie beschreiben, wie sie die Familienwoche erlebt haben. Sie haben es genossen, mit Crissi zu reden, auch über schwere Themen. Sie hoffen, dass sie diese Gespräche auch zu Hause fortsetzen können. Sie freuen sich, dass Crissi wieder in die Schule gehen will. Sie machen sich aber auch Sorgen, dass Crissi zwar sagt, dass sie mehr Zeit mit der Familie verbringen will, das aber nicht wirklich gezeigt hat, sondern mehr daran interessiert schien, fernzusehen, Musik zu hören, zu duschen, sich zu schminken und mit den anderen Jugendlichen herumzuhängen.

Am Ende des insgesamt hoffnungsvollen Briefs fängt Crissi an zu weinen. Sie hört nur die Sorgen und Bedenken ihrer Eltern, nicht die positiven Bemerkungen, die eigentlich den größten Teil des Briefes ausmachen. Menschen, die eine wenig ausgeprägte Identität haben, fällt es oft schwer, Komplimente zu hören und anzunehmen. Da ist immer der Gedanke: „Aber so bin ich ja gar nicht." Und damit zwangsläufig die Schlussfolgerung: „Ich verdiene das Kompliment nicht." Crissi macht in diesem Fall auch noch einen weiteren Denkfehler: Sie hört die Bedenken ihrer Eltern als Kritik an ihrer Person, nicht als Kritik an ihrem Verhalten. Ihre Eltern sagen: „Crissi, wir haben dich lieb, aber wir mögen *dein Verhal-*

ten nicht und hoffen, dass du es änderst." Crissi hört: „Wir mögen *dich* nicht, denn du tust Dinge, die uns nicht recht sind."

Wenn man glaubt, dass man als Person fehlerhaft oder nicht liebenswert ist, dann ist es schwer, überhaupt etwas zu tun. Warum auch? Das größte Bedürfnis eines Menschen ist es, geliebt zu werden, denn wenn man als Person nicht liebenswert ist, dann hat das Leben eigentlich keinen Sinn. Wenn man dagegen glaubt, dass man als Person eigentlich liebenswert ist, aber manchmal Fehler macht oder dumme Entscheidungen trifft, dann ist das zwar kein schönes Gefühl, eine Veränderung des Verhaltens ist jedoch möglich. Glaubt man, etwas in Zukunft anders machen zu können, sieht man sich selbst als jemanden, der zwar manchmal Fehler macht, aber insgesamt doch liebenswert ist. Crissi arbeitet hart daran, diesen Unterschied zu verstehen.

Beziehungen

Menschen sind soziale Wesen und brauchen in ihrem Leben Beziehungen zu anderen Menschen. In Beziehungen lernt, wächst und reift man. In Beziehungen wird man verletzt, gekränkt und enttäuscht.

Die Beziehung zu den Eltern prägt einen für das Leben. Beziehungen verursachen Angst und Sorgen. In Beziehungen werden die tiefsten Sehnsüchte eines Menschen nach Liebe und Geborgenheit erfüllt. In Beziehungen erlebt man große Einsamkeit und Verlassenheit. In Beziehungen findet man Heilung. Darum stehen Beziehungen im Mittelpunkt eines guten Therapieprogramms.

Um gesunde Beziehungen zu haben, muss man wissen, wer man ist. Wie Crissi sind viele Jugendliche sehr sensibel und erkennen schnell, was sie tun und sagen müssen, um akzeptiert zu werden. Sie können sich jeder Situation anpassen, aber sie haben keine eigene Identität, die sie zu einem wahren Gegenüber macht. Aus Angst, nicht akzeptiert zu werden, geben sie sich selbst auf. Diese Jugendlichen müssen erst einmal herausfinden, wer sie sind. Denn nur wenn sie eine eigene Identität gefunden haben, werden sie zu einem wahren Gegenüber, zu jemandem, der sich in Beziehungen einbringen und sie genießen kann, anstatt von ihnen abhängig zu sein und sie doch gleichzeitig zu hassen. Leider versuchen viele Jugendliche heute, ihre Identität in Beziehungen zu finden. Die Pubertät fängt immer früher an und damit der Drang nach romantischen und sexuellen Beziehungen. Eltern fällt es oft schwer, das Thema Sex mit ihren Kindern zu besprechen. Auch wenn es nicht so aussieht – Jugendliche wollen immer noch die Anerkennung und Liebe ihrer Eltern bekommen. Sie hören oft zu, wenn Eltern über ihre Prioritäten und Werte reden, auch wenn sie nicht danach handeln. Sie wollen wissen, was ihre Eltern zu Themen wie Sexualität, Gewalt, Alkohol, Drogen, Religion und Politik zu sagen haben, auch wenn sie das nicht zugeben werden. Oder absichtlich das Gegenteil behaupten, nur um die Reaktion der Eltern zu sehen. Darum, liebe Eltern, geben Sie nicht auf, und hören Sie nicht auf zu reden. Wählen Sie Momente, in denen alle Konflikte beiseitegelassen werden können, in denen nicht gemotzt, gebrüllt oder mit erhobener Stimme geredet wird. Momente, in denen Sie Ihren Kindern einfach nur als Menschen begegnen und über das Erwachsenwerden reden.

Jugendliche müssen durch eine Identitätskrise gehen, um von Kindern zu Erwachsenen zu werden. Beziehungen spielen eine wichtige Rolle in dieser Zeit des „Dazwischenseins." Jeder Jugendliche muss entscheiden, warum er bestimmte Dinge tut und bestimmte Entscheidungen trifft: „Mache ich das für meine Eltern oder für mich?" Jugendliche, die sich ihrer

Antwort nicht sicher sind, treffen oft Entscheidungen, die das Gegenteil von dem sind, was ihre Eltern wollen. Denn obwohl sie nicht wissen, wer sie sind, wissen sie dann zumindest, dass sie sich von ihren Eltern unterscheiden.

Jugendliche, die von klein auf ermutigt worden sind, ihre eigenen Entscheidungen zu treffen, können es sich erlauben, weniger zu rebellieren. Sie haben die Konsequenzen ihrer Entscheidungen erlebt und gelernt sich zu fragen, welche Entscheidung *ihr* Leben besser oder einfacher macht.

Jugendliche, denen gesagt wurde, was richtig oder falsch war oder die nie die Konsequenzen ihrer Entscheidungen erleben durften, haben nicht gelernt, was sie wirklich wollen. Sie haben Angst, genauso wie ihre Eltern zu werden – ein furchtbarer Gedanke, wenn man ein Teenager ist – und müssen darum extreme Entscheidungen treffen, um sich sicher zu sein, dass sie anders als ihre Eltern sind.

Wenn Sie kleinere Kinder haben, lassen sie diese sooft wie möglich Entscheidungen treffen: Milch oder Kakao? Jetzt oder in einer Stunde? Das rote oder das blaue T-Shirt? Wenn sich Ihr Kind entschieden hat, dann lassen Sie es mit dieser Entscheidung leben. Wenn Ihre Dreijährige „Milch" gewählt hat und nach dem ersten Schluck sagt: „Ich will lieber Kakao", dann können Sie mit ruhiger Stimme sagen: „Du hast heute Milch gewählt. Aber mach dir keine Sorgen, du kannst morgen wieder wählen und dann Kakao haben." Diese Dreijährige lernt, dass ihre Entscheidungen zählen und dass sie unabhängig von ihren Eltern sein kann, ohne viel rebellieren zu müssen.

Eine andere Dreijährige entscheidet sich für das rote T-Shirt und sagt dann zehn Minuten später: „Ich will aber das blaue." Ihre Mutter ist frustriert und sagt: „Warum kannst du dich nie entscheiden? Wir müssen los, es ist sowieso schon spät. Wie kannst du mir so etwas antun? Wenn du dich nicht entscheiden kannst, dann bestimme ich eben. Du lässt das rote T-Shirt an!" Dieses Kind lernt, dass seine Entscheidungen die Stimmung der Mutter beeinflussen und dass es letztendlich keine wirkliche Kontrolle über die Situation hat. Es wird ihm schwerer fallen, sich als unabhängig von seiner Mutter zu sehen, und es wird als Teenager wahrscheinlich mehr rebellieren müssen, um seine eigene Identität zu finden.

Weil Jugendliche nicht wissen, wer sie wirklich sind, ist es schwer für sie, mit Kritik und negativen Kommentaren umzugehen. Als Eltern sollten Sie deshalb niemals die Kleidung, Haare, Figur, Musikgeschmack oder die Freunde ihres Teenagers kritisieren. Wenn Sie sich darüber Sorgen machen, was Tante Ursula denken wird, wenn sie das kunterbunte Outfit Ihrer Tochter sieht, können Sie Ihrer Tochter sagen: „Ich weiß, was für ein tolles Mädchen du bist, aber andere Leute werden dich wahrscheinlich nach deinem Äußeren beurteilen. Mach dir darüber ein paar Gedanken, bevor du dich entscheidest, was du heute anziehst." Damit bereiten Sie Ihre Tochter auf die kritischen Bemerkungen von Tante Ursula vor und machen sie gleichzeitig dafür verantwortlich, wie sie aussieht. Sie teilen damit Ihrer Tochter mit, dass Sie unabhängig von Ihnen entscheiden kann, aber dass sie dann auch für die Konsequenzen ihrer Entscheidungen verantwortlich ist.

Wann ist Therapie sinnvoll?

Wann ist das Verhalten eines Teenagers so außer Kontrolle geraten, dass man um Hilfe bitten sollte? Manchmal ist es schwer, sich einzugestehen, dass man es ohne Hilfe von Außenstehenden nicht schaffen kann. Leider ist Therapie immer noch mit einem gewissen Stigma verbunden: „Therapie ist für Irre." „Probleme sollten in der Familie bleiben." „Wir wollen nicht, dass die Nachbarn herausfinden, dass wir Hilfe brauchen." „Es ist wichtig, dass wir eine perfekte Fassade zeigen, egal was dahinter im Geheimen passiert." „Das wird sich schon auswachsen." Ein Jugendlicher, der extremes Verhalten an den Tag legt, zeigt damit oft, dass mit der Familie als Ganzes etwas nicht stimmt. In diesem Sinne ist die „Symptomträgerin" oder der „Sündenbock" oft die gesündeste Person in der Familie. Wenigstens schreit sie um Hilfe und zeigt der Welt, dass in ihrem Leben und in ihrer Familie etwas nicht in Ordnung ist. Hören Sie hin – weder Stolz noch Scham sollten Sie davon abhalten, das Richtige für Ihre Familie zu tun.

Therapie eignet sich für all diejenigen, die einfach mal ein offenes Ohr brauchen – jemanden, der zuhört, ohne zu verurteilen, jemanden, der Rat geben kann, wenn man danach fragt, jemanden, der einem hilft, herauszufinden, was man wirklich denkt, fühlt und braucht. Könnten nicht alle Familien davon profitieren – egal, wie gut oder schlecht sich die Kinder verhalten?

Wann sollte man sich nach professioneller Hilfe umschauen?

1. Wenn Sie als Eltern Ihren Kindern Grenzen setzen, klare Erwartungen aussprechen und logische Konsequenzen vorgeben und sich nach drei bis fünf Monaten nichts verbessert hat, dann ist es Zeit, einen Therapeuten um Rat zu bitten. Wenn Ihr Kind nicht bereit ist, zu einem Termin mitzugehen, dann gehen Sie allein.

2. Wenn sich Ihr Teenager plötzlich, ohne Vorwarnung und ohne erkennbaren Grund stark verändert – sei es vom Verhalten oder von der generellen Stimmung her. Viele der ernsten psychiatrischen Erkrankungen beginnen im Alter von 14 bis 24 Jahren. Ein Therapeut wird Sie bei der Entscheidung unterstützen, was Ihrem Kind am besten helfen kann.

3. Wenn sie Anzeichen von Drogen- oder Alkoholkonsum an Ihrem Kind bemerken und Ihr Kind nicht darüber reden will oder mit diesem Verhalten nicht aufhören kann.

4. Wenn Sie in Ihrer Rolle als Eltern nicht wissen, ob Sie das Richtige tun und Ihr Leben anfängt, darunter zu leiden: Wenn Sie sich von Freunden abkapseln, weil Sie nicht wissen, was Sie sagen sollen, wenn diese sich nach Ihrem Kind erkundigen. Wenn Sie sich nicht auf Ihre Arbeit konzentrieren können. Wenn Sie nachts nicht schlafen können, weil Ihr Kopf nicht aufhört nachzudenken.

Im Anhang finden Sie eine Liste von Einrichtungen, an die Sie sich wenden können. Aber auch Krankenkassen und das örtliche Jugendamt können oft weiterhelfen.

Gefühle

Moritz *(17) lebt zurzeit im Internat. Dorthin schickten ihn seine Eltern, weil er sich zu Hause an keine Regeln mehr hielt, kiffte und die Schule sausen ließ. Moritz hatte sich schon vor der Einschulung selbst Lesen und Schreiben beigebracht. Nach einem Jahr wurde festgestellt, dass er hochbegabt ist, und er übersprang die zweite Klasse. Er holte den Stoff schnell nach und empfand Schule dann wieder als langweilig und uninteressant. Andererseits hatte er gute Freunde, Interessen und Hobbys und kam mit seinen Eltern gut aus.*

Dann zog die Familie um. Um in der neuen Schule Anschluss zu finden, fing Moritz in der achte Klasse an zu kiffen. Erst um dazuzugehören, dann weil es ihm half, mit dem Stress des Lebens und vor allem den hohen schulischen Erwartungen fertig zu werden. Seine Eltern fanden heraus, dass er kiffte, als seine Noten abrutschten. Trotz Nachhilfe flog er dann von der Schule.

Um das Abitur noch machen zu können, kam er dann aufs Internat. Dort kiffte er aber weiter. Außerdem fing er an, zu trinken und andere Drogen zu nehmen. Da seine Noten trotzdem akzeptabel waren, konnte er die Schule immer wieder davon überzeugen, ihm eine Chance zu geben, auch wenn er mit Drogen ertappt wurde.

Seine Familie wurde ihm immer unwichtiger. Er sah seine Eltern ja sowieso nur am Wochenende. Er fing an, sie zu bestehlen, um seinen Drogenkonsum zu finanzieren. Mittlerweile hat Moritz auch mehrere Strafanzeigen bekommen. Moritz' Mutter scheint am meisten betroffen von seinem Verhalten. Sie hat Angst, dass er sich seine Zukunft komplett verbaut und trotz seiner Intelligenz nicht viel im Leben erreicht.

Blick in die Zukunft

In den ersten Tagen in den Badlands verbringen die Jugendlichen noch einmal viel Zeit allein und in Therapiegesprächen, damit sie die Ereignisse der Familienwoche verarbeiten und sich auf den nächsten Besuch ihrer Eltern vorbereiten können. In der Familienwoche haben sie mit ihren Eltern wichtige Themen und Probleme angesprochen. Alle haben ihren Eltern versprochen, dass sie sich verändern wollen und dass zu Hause vieles anders laufen wird. Die Eltern haben gesehen, dass ihre Kinder tatsächlich vertrauenswürdiger, respektvoller, und einfühlsamer geworden sind. In den nächsten Wochen müssen die Jugendlichen jetzt Wege finden, wie sie diese Änderungen nicht nur im kontrollierten Umfeld des Therapieprogramms, sondern auch zu Hause durchsetzen können. Versprechen sind schön, aber die wichtigere Frage ist: Können sie ihre guten Absichten auch in die Tat umsetzen?

In der Familienwoche wurde Moritz' Drogenkonsum zwar angesprochen, aber es wurden keine wirklichen Entscheidungen getroffen, wie es zu Hause weitergehen soll. Während der Wochen in den Badlands muss Moritz jetzt herausfinden, warum ihm die Drogen so wichtig sind. Eine seiner Aufgaben ist es, einen Liebesbrief an seine Lieblingsdrogen zu schreiben. Dabei wird er sich zum ersten Mal bewusst, wie sehr er Marihuana, Alkohol und Speed eigentlich schätzt. Moritz hat oft das Gefühl, von den Erwartungen, die an ihn gestellt werden und die er auch an sich selbst stellt, erdrückt zu werden. Da ist die Erwartung, die Schule mit guten Noten abzuschließen. Die Erwartung, akzeptiert zu werden und dazuzugehören. Die Erwartung, das Richtige zu tun und gute Entscheidungen zu treffen. Die Erwartung, es immer allen recht zu machen. Die Erwartung, cool zu sein und vor nichts Angst zu haben. Wenn Moritz all diese Erwartungen zu viel werden, dann bringt Marihuana eine willkommene Gleichgültigkeit. Wenn er mit Freunden die Nacht durchgefeiert hat, dann hilft Speed am nächsten Morgen, damit er in der Schule nicht einschläft. Alkohol ist für Moritz ein Freund für alle Lebenslagen. Er verstärkt gute Laune und lässt ihn alle Sorgen vergessen, wenn es im Leben mal nicht so gut läuft oder es wieder Streit mit den Eltern gegeben hat. Moritz erkennt, dass die Drogen und der Alkohol viel für ihn getan haben. Er gibt zu, dass er sich ein Leben ohne sie nur schwer vorstellen kann.

Moritz ist jetzt seit fünf Wochen drogenfrei. Er hat angefangen, seine lange versteckten Gefühle wahrzunehmen. Er entdeckt viel Wut. Aber unter der Wut findet er Traurigkeit.

Einer der Indianer, bei denen wir zu Besuch sind, hat eine Ranch mit Pferden und Büffeln. Verwandte, Freunde und „Suchende" können hier zelten, mitarbeiten, sich entspannen, an Zeremonien teilnehmen, Abstand gewinnen, heilen und sich vom Stress ihres Lebens erholen. Die Jugendlichen dürfen hier an einem Ausritt teilnehmen. Einige von ihnen können reiten oder haben zumindest schon ein paar Reitstunden gehabt. Andere sind noch nie geritten und haben Angst vor Pferden. Moritz hat gesagt, dass er eigentlich lieber nicht reiten will, lässt sich dann aber auf das Abenteuer ein. Er bekommt ein altes, schlaues Pferd zugeteilt, das sofort merkt, dass Moritz nicht reiten kann. Es tut darum nur das, was absolut notwendig ist. Sobald es eine Gelegenheit sieht, sich das Leben einfacher zu machen, tut es das. Es kürzt ab, anstatt schneller zu laufen. Es bleibt stehen, sobald Moritz nicht aufpasst. Moritz' Frustration steigt und er fragt, ob er ein anderes Pferd bekommen kann. Da das nicht möglich ist – genauso wie man auch im echten Leben seine Familie nicht wählen kann – will er erst aufgeben und nicht mitreiten, entscheidet sich dann aber, es weiterhin zu versuchen. Wenn jemand Drogen nimmt, lässt das Durchhaltevermögen oft nach, aber Moritz hat genug

Ehrgeiz, dieses Mal nicht den einfachen Weg zu wählen, auch wenn das weniger anstrengend wäre.

Linda hat auch Schwierigkeiten mit ihrem Pferd. Ihr Pferd ist zwar weniger faul als das von Moritz, aber es tut trotzdem, was es will. Linda scheint Angst zu haben, und das Pferd kann diese Angst spüren. Darum sieht es in Linda keinen Reiter, sondern eher eine Unannehmlichkeit. Dann wird Linda wütend. Sie will aufhören und findet Reiten sowieso blöd. Sie bietet Moritz an, die Pferde zu tauschen. Er willigt ein. Aber obwohl Linda bekommen hat, was sie wollte, scheint sie nicht wirklich zufriedener. Im Gegenteil, sie beschwert sich nach wie vor über ihr blödes Pferd und will eigentlich gar nicht mehr reiten, obwohl sie sich anfangs sehr darauf gefreut hatte.

Der richtige Umgang mit Gefühlen

Ängste verdrängen

Das Reiten scheint in Linda Ängste zu wecken, die sehr viel tiefer liegen als die Angst vor den Pferden. Linda kennt das Gefühl Angst nur zu gut. Um ihre Angst zu überwinden, wurde sie zu einer Kämpferin. Sie schlägt lieber zu, als sich Angst zu erlauben. Jegliche Angst schlägt mittlerweile sofort in Wut um. Angst macht verwundbar. Wut macht stark. Linda will das Risiko, Angst zu fühlen, nicht eingehen. Da beschwert sie sich lieber und macht das Pferd für ihre Frustration verantwortlich. Linda tut damit etwas, das Jugendliche häufig tun, wenn sie sauer oder frustriert sind. Sie versucht, die Verantwortung für ihre Gefühle auf jemanden oder etwas anderes abzuschieben – die Eltern, die kleine Schwester, den Lehrer, den Freund, die Polizei, das Jugendamt, den Hund, die Katze, das Wetter.

Wie oft sind Sie schon schuld daran gewesen, dass Ihr Sohn oder Ihre Tochter die Hausaufgaben nicht hatte? („Du hast mich nicht erinnert.") Zu spät zur Schule kamen? („Du hast mich nicht rechtzeitig geweckt"). Oder am Ende der Woche kein Geld fürs Kino mehr da war, weil es bereits am ersten Tag ausgegeben wurde? („Du gibst mir nicht genug Taschengeld.") Fallen Ihnen weitere Beispiele ein? Die Logik ist verständlich: Wenn der Jugendliche nicht verantwortlich ist, dann muss er sich auch nicht ändern. Wenn der Jugendliche das unschuldige Opfer ist, dann hat ein anderer Schuld und muss sich ändern.

Auf dem Rücken eines Pferdes macht diese Logik jedoch Probleme. Die Jugendlichen haben Schwierigkeiten, die Verantwortung für ihre Frustration auf die Pferde abzuschieben, denn sobald sich einer der Indianer auf eins der „blöden" Pferde setzt, laufen sie wie die Aufziehmännchen und beweisen damit, dass nicht die Pferde, sondern die Reiter das Problem sind. Hier können die Jugendlichen lernen, Verantwortung für sich, ihre Entscheidungen, ihr Verhalten und ihre Gefühle zu übernehmen, ohne jemand anderem dafür die Schuld in die Schuhe zu schieben. Denn wenn sie alle Verantwortung für ihr Leben auf andere abschieben, dann geben sie damit auch jegliche Kontrolle ab. Und wenn sie keine Kontrolle haben, dann sind sie darauf angewiesen, dass sich die Welt ändert, damit sie das bekommen, was sie brauchen. Damit sind sie dann hilflos dem Wohlwollen – oder der Laune – der Welt ausgeliefert. Das wiederum klingt für die meisten Jugendlichen dann doch nicht so verlockend. Es leuchtet ihnen an diesem Punkt oft ein, dass sie selbst wählen, wie sie auf eine Situation reagieren und damit in gewissem Sinn auch wie sie sich fühlen. Sie entscheiden, wie sie sich verhalten und wählen damit auch die Reaktionen und Konsequenzen, die daraus resultieren. Wenn sie das Reiten und die Beziehung zum Pferd als Herausforderung ansehen, die sie bewältigen können, dann fühlen sie sich zuversichtlich und hoffnungsvoll. Wenn sie das Pferd als „blöd" und Reiten als „doof" beschreiben, dann fühlen sie sich überfordert und hoffnungslos. Die Pferde spiegeln nur wider, was in den Jugendlichen passiert. Letztendlich entscheidet die Einstellung der Jugendlichen ihrem Pferd gegenüber über ihr Verhalten, ihre Gefühle und die Reaktion des Pferdes.

Warum haben Menschen denn eigentlich Gefühle? Wahrscheinlich haben Sie sich diese Frage schon öfter gestellt – vor allem dann, wenn Sie so besorgt um Ihr Kind sind, dass Sie nachts nicht schlafen können. Oder wenn Sie so wütend sind, dass Sie Ihr Kind hochkant aus dem Fenster werfen möchten (Es ist gut, dass Sie bis jetzt der Versuchung widerstanden haben. Aber wenn Sie mit Teenagern zusammenleben, ist es unwahrscheinlich, dass Ihnen dieser Gedanke noch nie durch den Kopf geschossen ist). In diesem Zusammenhang haben Sie sich wahrscheinlich auch gedacht, dass das Leben ohne Gefühle sehr viel einfacher wäre. Vielleicht ist das richtig, aber wahrscheinlich nicht. Gefühle haben – so schwer das manchmal vorstellbar ist – tatsächlich eine gute und nützliche Seite.

Gefühle teilen sich mit und beeinflussen andere

Auch wenn Sie nicht sagen, was Sie fühlen, Ihr Körper und Gesichtsausdruck sprechen Bände. Bis zu 80 Prozent zwischenmenschlicher Kommunikation passiert auf nonverbaler Ebene, also ohne Worte. Dies ist hilfreich, wenn Ihr Teenager Ihnen absolut nicht sagen will, wie es ihm geht. Trotz Pokerface hat er hier keine Chance. Vertrauen Sie Ihrer jahrelangen Erfahrung. Wenn Sie vermuten, dass etwas nicht stimmt, dann haben Sie wahrscheinlich recht. Eltern berichten immer wieder, dass sie bedauern, nicht auf dieses komische Gefühl im Bauch gehört zu haben. Wenn sie die Situation damals in Angriff genommen hätten, wäre es nicht so schlimm geworden, wie es jetzt ist. Aber damals trauten sie ihrem Gefühl nicht, und darum ist ihnen ihr Kind immer weiter entglitten. Aber auch wenn Ihnen Ihr Teenager auf der nonverbalen Ebene eindeutig mitteilt, dass etwas nicht stimmt, bedeutet das leider nicht, dass er sich jetzt auf eine Diskussion seiner Gefühle einlassen wird. Die Unterhaltung über dieses Thema kann oft erst stattfinden, wenn Ihr Kind die Teenagerjahre hinter sich gelassen hat. Freuen Sie sich auf ein schönes Gespräch über Gefühle, Weltschmerz, Pubertät und Geheimnisse, die keine waren, wenn Ihr Kind Anfang zwanzig ist. In der Zwischenzeit finden Sie Wege, Ihrem Teenager beizubringen, wie man mit Gefühlen umgeht. Reden hilft da manchmal, aber vor allem müssen Sie es ihm vorleben, indem Sie gesunde Wege finden, mit Ihren eigenen Gefühlen umzugehen.

Gefühle kommunizieren vor allem Bedürfnisse. Mit Ausnahme von Freude und Zufriedenheit, die sagen, dass die Welt so weit in Ordnung ist, drücken Gefühle meist aus, dass etwas im Leben nicht stimmt: Angst bedeutet, da ist Gefahr. Wut bedeutet, dass irgendein Unrecht geschehen ist. Traurigkeit bedeutet, es fehlt etwas. Gefühle wollen ausgedrückt werden. Danach verschwinden sie oft oder sind zumindest weniger stark. Als Teil des Erwachsenwerdens müssen Jugendliche lernen, Gefühle durch Worte auszudrücken, nicht durch Verhalten. Kinder weinen, schreien und schmeißen sich auf den Boden, um Wut auszudrücken. Sie laufen weg und verstecken sich, wenn sie Angst haben. Wenn sie traurig sind, rollen sie sich zusammen wie ein Ball oder werfen sich weinend auf das Bett. Allzu viele Teenager verhalten sich immer noch ähnlich: Sie schlagen zu, wenn sie wütend sind, ritzen sich, wenn sie traurig sind oder betrinken sich, wenn sie Angst haben. Wenn man seine Gefühle aber durch Verhalten ausdrückt, dann wird man oft missverstanden. Wenn man sich darauf verlässt, dass Körpersprache oder Verhalten Gefühle klar kommunizieren, dann wird man oft enttäuscht, weil andere Menschen diese oft anders interpretieren, als man dachte – oder einfach ignorieren. Jugendliche, die nicht lernen, ihren Gefühlen Worte zu verleihen, werden nicht nur mit vielen unbefriedigten Bedürfnissen leben, sondern auch den Preis für ihr Verhalten bezahlen müssen – von Sozialstunden für Körperverletzung über sichtbare Narben durch Ritzen bis hin zu lebenslangen Folgen des Alkoholkonsums.

Egal, ob man Gefühle durch Worte, Taten oder Körpersprache ausdrückt – sie beeinflussen die Menschen um einen herum, ob man das will oder nicht. Schon kleine Kinder erkennen schnell, dass ihre Gefühle Menschen beeinflussen. Wenn sie weinen, dann kommt – hoffentlich – jemand, um sie zu trösten. Das merken sie sich. Und wenn sie dann wollen, dass jemand kommt, dann weinen sie. Und siehe da: Es funktioniert. Damit haben sie dann ihre Eltern trainiert – oft fürs Leben. Jugendliche wissen, dass der beste Weg, Eltern zu manipulieren, darin besteht, ihnen Schuldgefühle zu machen. Eltern, die das Gefühl haben, etwas falsch gemacht zu haben, sind oft bereit, genau das zu tun, was die Jugendlichen wollen. Für die Tochter mag das bedeuten, dass sie zu weinen anfängt, wenn der Vater zuhört. Für den Sohn kann das heißen, dass er wütend schweigt, wenn die Mutter ihn um etwas bittet.

Andersherum funktioniert das natürlich genauso. Die Gefühle der Eltern beeinflussen die Kinder. Manche Kinder entwickeln ein unglaubliches Gespür für die Launen und Bedürfnisse der Eltern und verhalten sich entsprechend. Wenn der Vater wütend nach Hause kommt, machen sie sich unsichtbar. Wenn die Mutter weint, wissen sie genau, was sie sagen müssen, damit es ihr wieder besser geht. Ein solches Feingespür kann hilfreich sein, aber eigentlich sind Kinder nicht für die Gefühle ihrer Eltern verantwortlich. Kinder, die für die Gefühle der Menschen um sie herum Verantwortung übernehmen, werden sich immer minderwertig und überfordert fühlen, denn letztendlich werden sie versagen. Wenn es tatsächlich möglich wäre, die Gefühle einer anderen Person zu kontrollieren, dann wären Therapieprogramme unnötig. Eltern sollten stattdessen ihren Kindern vorleben, dass jeder Mensch für seine eigenen Gefühle zuständig ist und lernen muss, wie er mit seinen Gefühlen umgeht. Außerdem sollten sie ihre Kinder wissen lassen, dass es niemals ihre Aufgabe ist, die Gefühle von jemand anderem zu verändern – oder dessen unausgesprochene Bedürfnisse zu erfüllen.

Gefühle motivieren

Starke Gefühle machen es fast unmöglich, *nicht* zu handeln. Wenn ein Jugendlicher so wütend ist, dass er rotsieht, dann muss er einfach draufschlagen. Wenn ein Teenager so hoffnungslos ist, dass das Leben keinen Sinn mehr macht, dann muss er einfach die Tabletten schlucken. Wenn jemand so ängstlich ist, dass er es nicht mehr aushält, dann muss er einfach im Zimmer hin und her laufen. Tatsache ist natürlich, dass Gefühle niemanden wirklich dazu zwingen können, etwas zu tun. Auch wenn Sie nichts tun, werden Ihre Gefühle irgendwann vorübergehen. So schwer vorstellbar das auch ist, Gefühle sind recht kurzlebig.

Manchmal ist es aber auch gut, dass jemand handelt, ohne viel nachzudenken. Wenn wirkliche Gefahr droht, kann Angst einen dazu bringen, schnell wegzulaufen und sich damit zu retten. Wenn eine Mutter um das Leben ihres Kindes kämpft, kann sie aus Angst und Wut ein Auto hochheben und das Kind, das darunter liegt, retten. In weniger extremen Situationen kann die Angst vor schlechten Noten einen Jugendlichen dazu bringen, mehr Zeit mit Lernen zu verbringen.

Gefühle informieren

Gefühle können bei wichtigen Entscheidungen von Nutzen sein. Haben Sie es schon einmal erlebt, dass Sie einfach „aus dem Bauch heraus" wussten, dass eine Entscheidung richtig oder falsch war? Gefühle können einem zeigen, dass man aufpassen muss, dass etwas Wichtiges passiert, dass eine Situation die volle Aufmerksamkeit erfordert. Doch Gefühle informieren vor allem darüber, was in einem selbst vorgeht, ob man in Einklang mit sich selbst und den Menschen in der Umgebung lebt. Wenn Sie Angst haben, dann wissen Sie, dass irgendeine Gefahr droht – auch wenn diese manchmal nur eingebildet ist. Wenn Sie wütend sind, dann bedeutet das, dass Ihre Bedürfnisse nicht erfüllt oder Ihre Rechte verletzt wurden. Nimmt man ein Gefühl wahr, fragt man automatisch nach dem Auslöser. Gefühle tragen damit dazu bei, sich selbst und seine Umwelt besser zu verstehen. Mithilfe dieser Informationen kann man dann Entscheidungen bezüglich des eigenen Verhaltens treffen.
Gefühle sind wie Wellen: Sie kommen und gehen. Man muss Ihnen nicht durch Handeln Ausdruck verleihen. Der Verstand befähigt den Menschen, sich seinen Gefühlen nicht ausliefern zu müssen – auch wenn sich das nicht immer so anfühlt. Letztendlich kann ein Mensch entscheiden, was er mit seinen Gefühlen anfängt. Gefühle können einen nicht dazu zwingen, etwas zu tun.

Nicht ausgedrückte Gefühle

Wenn es einem Menschen nicht sicher genug erscheint, seine Gefühle auszudrücken, dann „stopft" er sie in sich hinein. Jeder Mensch scheint ein Gefäß, eine „Flasche" in sich zu haben, die eine bestimmte Menge von Gefühlen bergen kann. Die Größe dieses Gefäßes ist bei jedem Menschen anders. Einige können ihre Gefühle ohne sichtbare Schwierigkeiten jahrelang in sich hineinstopfen, andere explodieren, wenn sie ihre Gefühle ein paar Tage lang nicht ausgesprochen haben. Wenn diese Flaschen zu voll werden, muss ein „Korken" oder „Pfropfen" gefunden werden. Wie zum Beispiel Alkohol, Drogen, Zigaretten, Kaffee, Sex, Pornos, Süßigkeiten, Spiele, Einkaufen, Arbeiten, Essen, Schlafen, Schlägereien, Video- und Computerspiele. Solche Pfropfen funktionieren sehr gut: Gefühle rein, Pfropfen drauf, Gefühle weg. Klingt erst mal nach einer guten Lösung.

Hier in Colorado haben wir den Jugendlichen ihre Pfropfen weggenommen und sehen jeden Tag, wie die Gefühle aus ihnen herausprudeln. Die Jugendlichen haben jetzt die Gelegenheit, nicht nur ihre Flaschen auszuleeren, sondern auch zu lernen, wie sie in Zukunft ihre Gefühle sofort ausdrücken können, ohne sie erst in ihre Flaschen hineinstopfen müssen.

Die Jugendlichen verbringen viel Zeit damit, ihre bis jetzt verdrängten Gefühle „rauszulassen" und zu verarbeiten, damit sie mit einer wenigstens halb leeren Flasche wieder nach Deutschland zurückgehen können. In stressigen Situationen braucht man immer etwas extra Platz in seiner Flasche, denn oft ist es nicht möglich oder angebracht, Gefühle sofort auszudrücken. Dann kann man sie für eine kurze Zeit in der Flasche aufheben, bis sie verarbeitet werden können. Im Idealfall dauert das nicht mehr als ein paar Tage. Wenn einen der Chef ungerecht behandelt, ist es sinnvoll, seine Wut und Frustration ein paar Stunden lang in die Flasche zu stecken, bis man abends mit Freunden darüber reden kann. Wenn man da zu schnell reagiert, könnte man seinen Arbeitsplatz riskieren. Wenn man aber die Wut einfach runterschluckt und überhaupt nicht darüber redet, dann besteht die Gefahr, dass man irgendwann so viel Wut in sich aufstaut, dass man explodiert. Und normalerweise müssen dann unschuldige Menschen die Explosion ausbaden. Wenn man sich zum Beispiel nach einem Unfall mit dem Krankenhaus, einem Rechtsanwalt, der Krankenkasse und dem Verletzten befassen muss, kann man es sich oft nicht sofort erlauben, den Schock, die Angst und die Traurigkeit zu fühlen. Aber wenn man diese dann auch vier Wochen später noch verdrängt, dann wird man irgendwann einen Pfropfen brauchen, um die Gefühle in der Flasche zu halten. Die Betroffenen denken dann oft, dass der Unfall nun doch schon so lange her ist und dass ihre Gefühle weniger stark sein sollten. Sie ignorieren die Tatsache, dass sie sich ja nie erlaubt haben zu fühlen und dass die Gefühle deswegen natürlich noch genauso stark sind wie am ersten Tag.

Seien Sie an dieser Stelle bitte ganz ehrlich: Wie sieht Ihre Flasche aus? Wie leer oder voll ist sie? Was tun Sie, um Gefühle regelmäßig herauszulassen und zu verarbeiten? Was ist Ihr Pfropfen? Wie funktioniert er? Welche Probleme bereitet der von Ihnen gewählte Pfropfen? Reden Sie mit jemandem, dem Sie vertrauen, über Ihre Antworten. Was haben Sie entdeckt? Denken Sie daran, dass Sie Ihrem Kind vorleben, wie man mit Gefühlen umgeht. Egal, was Sie Ihrem Kind sagen, letztendlich wird es genau das tun, was Sie tun. Wenn Sie nicht wissen, wohin mit Ihren Gefühlen, dann wird auch Ihr Kind es nicht lernen. Wenn Sie etwas verändern wollen, aber nicht wissen wie, dann bitten Sie um Hilfe. Ihre Kinder werden Sie dafür bewundern, dass Sie den Mut haben, einen Therapeuten, Familienhelfer, Pfarrer oder Seelsorger um Rat zu fragen. Außerdem bringen Sie Ihrem Kind damit gleichzeitig bei, dass es in Ordnung ist, um Hilfe zu bitten.

Wut ist ein Gefühl, das für viele Menschen scheinbar besonders problematisch ist. Wut gibt Energie. Wut beschützt. Wut schafft Raum, denn andere lassen jemanden, der wütend ist, normalerweise in Ruhe. Wut kann andere Gefühle verstecken. Es ist oft leichter, wütend zu werden, als sich einzugestehen, dass man Angst hat, Einsamkeit verspürt, traurig ist oder sich vernachlässigt fühlt. Außerdem ist es gesellschaftlich eher akzeptiert, vor allem bei Männern, dass man wütend wird, als dass man Trauer, Angst oder Einsamkeitsgefühle zulässt.

Ein Bild, das Wut gut veranschaulicht, ist der Vulkan. Bei einem Vulkanausbruch fliegen Lava und Asche durch die Gegend und treffen alle, die sich in der Nähe befinden. Genauso trifft auch ein Wutausbruch alle Umstehenden, von denen die meisten oft nichts mit dem Auslöser der Wut zu tun haben. Sie kennen sicherlich das Bild von dem Vater, der ein Problem auf der Arbeit hat, nach Hause kommt und seine Frau anschreit, die wiederum den Sohn anbrüllt, der dann die kleine Schwester schlägt, die dann den Hund tritt.

Die Wut des Vaters hat in dieser Situation vier wichtige Beziehungen verletzt, obwohl das Problem ja eigentlich gar nichts mit der Familie zu tun hatte. Je öfter der Vater explodiert und die Beziehungen verletzt, desto mehr Probleme wird diese Familie insgesamt haben. Zurück zum Vulkan. Denn eigentlich ist der Wutausbruch ja nur ein Symptom der im Vulkan brodelnden Gefühle. In diesem Fall wahrscheinlich die Angst, den Job zu verlieren; die Enttäuschung, nicht anerkannt zu werden; der verletzte Stolz, falsch verstanden worden zu sein. Anstatt zu explodieren, muss dieser Vater lernen, die Gefühle auszudrücken, die sich hinter der Hitze und Kraft der Wut verstecken. Wenn er das nicht tut, wird weiterhin heiße Lava alle Umstehenden treffen und die Familienbeziehungen wahrscheinlich irgendwann zerbrechen.

Wie drücken Sie Ihre Wut aus? Jeder Mensch geht mit seiner Wut anders um. Hier sind vier typische Arten aufgelistet, wie Menschen ihre Wut ausdrücken.

1. Aggressiv

Schreien, Herumbrüllen, Drohen, Beschimpfen, Beschuldigen, Schlagen, Angreifen. Wut macht stark und unverwundbar – denkt man: „Wenn ich wütend bin, bekomme ich, was ich will. Ich setze mich durch, egal, was es kostet. Mir ist es egal, was mit meinen Beziehungen passiert. Hauptsache ich gewinne."

2. Passiv

Streit sollte man aus dem Weg gehen. Es ist besser, sich alles gefallen zu lassen, solange das bedeutet, dass sich alle verstehen. Konflikte sind gefährlich. Auseinandersetzungen sollte man vermeiden, egal, was es kostet: „Ich will, dass mich alle mögen. Es ist wichtiger, dass ich meine Beziehungen beschütze, als dass ich bekomme, was ich brauche. Meine Meinung ist sowieso unwichtig. Ich lasse die anderen immer gewinnen, auch wenn ich eigentlich nicht einverstanden bin."

3. Passiv-aggressiv, auch stumme Aggression genannt

„Ich sage dir nicht, dass ich wütend bin, aber ich werde es dir schon zeigen. Du hast etwas Wichtiges zu sagen, ich höre nicht zu. Du bittest um etwas, ich tue das Gegenteil. Du teilst mir mit, was dir wichtig ist, ich ignoriere dich. Wenn du mich fragst, ob ich sauer bin, sage ich Nein – aber in meinem Ton schwingt das Ja deutlich mit. Es ist zu riskant, dir zu sagen, was ich denke und fühle, denn dann muss ich dafür ja Verantwortung übernehmen. Es ist leichter, alles abstreiten zu können. Ich habe schließlich nie gesagt, dass ich wütend bin."

4. Selbstbewusst und überzeugend

„Ich sage dir, wie ich mich fühle, was ich denke, was ich brauche und was ich möchte. Dann können wir über Kompromisse nachdenken. Ich habe meine eigene Meinung, aber akzeptiere, dass ich nicht immer haben kann, was ich will. Ich werde dir sagen, wenn ich nicht einverstanden bin, aber meine Beziehung zu dir ist mir wichtig, und ich hoffe, dass wir eine Lösung finden, mit der wir alle leben können."

Welcher ist Ihr bevorzugter „Stil"? Wechselt Ihr Stil je nach Thema? Je nach beteiligten Personen? Je nach Laune? Jeder Stil hat seinen Platz in einem ausgewogenen Leben. Wenn Sie sich vor einem aggressiven Menschen beschützen müssen, ist es oft notwendig, selbst aggressiv zu sein. Wenn Ihnen die Beziehung sehr wichtig und die andere Person aus verständlichen Gründen zu diesem Zeitpunkt besonders verletzlich ist, dann ist es durchaus in Ordnung, passiv sein. Wenn Sie alles versucht haben und immer noch nicht gehört wurden, dann hilft es vielleicht, die Aufmerksamkeit der betreffenden Person auf das Problem zu lenken, wenn Sie in passiver Aggression zeigen, dass es so nicht weitergeht. Bitte wenden Sie diesen Stil wirklich nur im Notfall an. Er macht es fast unmöglich, eine ehrliche und echte Beziehung aufrechtzuerhalten.

Am besten ist es natürlich, wenn Sie selbstbewusst und mit Überzeugung Ihre Meinung vertreten und dann offen auf Kompromisse eingehen können. Je öfter Sie diesen Stil in Ihrer Familie praktizieren, desto weniger werden Konflikte zu Problemen. Konflikte sind dann eine Gelegenheit, miteinander Lösungen zu finden und Beziehungen zu stärken. Vielleicht nicht immer, aber hoffentlich immer öfter!

Hier finden Sie einige Möglichkeiten, die Jugendliche und ihre Familien als hilfreich empfunden haben, um mit Wut umzugehen. Nicht alle Strategien funktionieren bei jedem. Probieren Sie verschiedene Strategien aus und benutzen Sie dann die, die für Ihre Familie angemessen erscheinen. Auch hier gilt: Fortschritt und nicht Perfektion. Wenn in Ihrer Familie zuvor jeden Tag jemand aus Wut explodiert ist, dann sollten Sie stolz und zuversichtlich sein, wenn das jetzt nur noch alle zwei Tage passiert. Und dann üben Sie natürlich weiter, bis eine ganze Woche lang keine „Lava" sprudelt.

Gelbe Karte

Jugendliche können lernen, sich selbst die Gelbe Karte – oder eine Auszeit – zu nehmen, wenn sie merken, dass sich ein Wutausbruch anbahnt. Sie können sich dann zurückziehen und etwas tun, das ihnen hilft, sich zu beruhigen. Für viele Jugendliche bedeutet das, dass sie auf ihr Zimmer gehen, Musik hören – Musik, die sie beruhigt, nicht Musik, die ihre Wut verstärkt –, fernsehen, Tagebuch schreiben, sich entspannen, in ein Kissen schreien, Liegestütze machen, malen oder die Oma anrufen. Nach einer halben Stunde, wenn sie ruhig genug sind, über das Problem oder den Konflikt zu reden, kommen sie zurück und versuchen, gemeinsam eine Lösung zu finden. Manchmal benötigt man eine zweite Gelbe Karte, wenn man nach einer halben Stunde noch nicht ruhig genug ist.

Jeni hat mit ihrer Mutter besprochen, dass sie sich eine Auszeit nehmen wird, um Gewalt und Herumbrüllen zu vermeiden. Ihre Mutter wird sie dann in Ruhe lassen, bis sie bereit ist, über das Problem zu reden.

Jedes Familienmitglied kann sich selbst die Gelbe Karte geben und sich so viel Zeit nehmen, wie es braucht, um sich zu beruhigen. Leider kann die Gelbe Karte aber auch missbraucht werden, um Konflikten aus dem Weg zu gehen. Darum sollte jede Familie vereinbaren, was passiert, wenn jemand nach der Auszeit nicht zurückkommt, um das Problem zu lösen. Diese Vereinbarung muss getroffen werden, wenn alle ruhig und einigermaßen gut gelaunt sind, nicht in der Hitze des Gefechts. Wenn jemand wütend ist, sollte so wenig wie möglich geredet werden. Es nutzt sowieso nichts und macht es oft nur schlimmer – wie Sie wahrscheinlich selbst wissen, wenn Sie je versucht haben, mit einem wütenden Jugendlichen ruhig und logisch zu reden.

Geheimwort

Man kann sich nur selbst die Gelbe Karte zuweisen. Sie können sich wahrscheinlich vorstellen, was passieren würde, wenn Sie zu Ihrem Teenager sagen: „Nimm dir die Gelbe Karte." Die Antwort wäre vorprogrammiert: „Du kannst mir gar nichts sagen." „Ich bin nicht wütend." „Du hast keine Ahnung, wie ich mich fühle." Oder was auch immer Ihr Kind sagen würde. Darum haben sich Jeni und Ihre Mutter auf ein Geheimwort geeinigt, dass die Mutter benutzen kann, um ihr zu sagen, dass sie sich auf einen Wutausbruch zu bewegt. Dann kann Jeni sich eine Auszeit nehmen oder einen anderen Weg finden, mit ihren Gefühlen umzugehen. Das Geheimwort kann auch ein bisschen Humor in die Situation bringen und es damit einfacher machen, nicht noch wütender zu werden. Worte, die keine doppeldeutige Bedeutung haben, so wie Pfirsich, Schokoladeneis, Seelöwe oder Rotkehlchen eignen sich gut. Natürlich muss man sich auf dieses Wort einigen, wenn alle ruhig und gut gelaunt sind und bevor es jemals eingesetzt wird.

Atmen und zählen

Eine andere Strategie, die vielen Jugendlichen hilft, wenn sie sich dabei ertappen, dass sie wütend werden, ist das bewusste

Atmen. Erst atmet man ganz tief ein, dann atmet man ganz langsam aus und zählt dabei von zehn rückwärts bis eins. Manchmal muss man das Ganze wiederholen, um sich davon abzuhalten zu explodieren. Wenn man wütend ist, atmet man schneller. Wenn man bewusst langsam atmet, wird dem Gehirn suggeriert, dass man nicht wirklich wütend ist – denn sonst würde man ja schnell atmen. Man trickst sich damit also selbst ein bisschen aus.

Natur

Viele Jugendliche lernen durch die Natur- und Erlebnistherapie, dass es ihnen hilft, jeden Tag fünf Minuten in der Natur zu verbringen. Man konzentriert sich dann auf das, was man sieht, riecht, hört, fühlt – und vielleicht schmeckt –, lässt es auf sich einwirken und kann dabei ein bisschen Ruhe und Frieden für den Tag sammeln. Diese kleine Meditation hilft vielen Jugendlichen, während des Tages weniger schnell wütend zu werden.

Gefühle „rausbrüllen"

Manche Gefühle, so wie Wut und Frustration, scheinen eine gewisse Lautstärke zu brauchen. Um sie in einer sicheren Art und Weise rauszulassen, kann es helfen, sie in ein Kissen zu schreien. Oder sich ins Auto zu setzen – bei geschlossenem Fenster – und sie herauszubrüllen. Oder in den Garten zu gehen – hierbei bitte auf unschuldige Nachbarn achten – und Bäume anzuschreien. Wälder und Fußballfelder eignen sich auch gut. Bäume und Tore scheinen besonders gute Zuhörer zu sein. Wissenschaftlichen Studien nach ist es nicht eindeutig, ob es mehr oder weniger wütend macht, wenn man einen

Sandsack boxt oder in ein Kissen schlägt. Da einige der Studien aber zeigen, dass Treten, Boxen und Schlagen die Gewaltbereitschaft von Jugendlichen steigert, sollte man diese Wege, seine Wut rauszulassen, lieber nur bedingt nutzen.

Sport treiben

Jugendliche, die regelmäßig Sport treiben, explodieren insgesamt weniger oft. Insbesondere Kampfsportarten, die nicht nur das Zuschlagen, sondern auch Selbstkontrolle lehren, scheinen von Nutzen zu sein. Aber auch andere Sportarten, in denen man sich so richtig „auspowern" kann, sind hilfreich, denn Wut gibt dem Körper zusätzliche Energie, die dann irgendwo hinmuss. Sportarten wie Fußball spielen, Rad fahren, Joggen, Schwimmen oder Reiten können einem Jugendlichen helfen, weniger oft zu explodieren.

Reden Sie mit Ihren Kindern über diese Möglichkeiten. Fragen Sie Ihren Teenager, was er als hilfreich empfindet. Entscheiden Sie zusammen, wie und wann Sie die neuen Strategien ausprobieren werden. Vielleicht ist da ja auch eine dabei, die Ihnen selbst hilft, mit Ihrer Wut besser umzugehen. Es ist nicht leicht, Mutter oder Vater eines Teenagers zu sein. Fressen Sie Ihre Wut und Frustration bitte nicht in sich hinein. Und dann fangen Sie einfach an zu üben.

Verlust und Vergebung

Obwohl **Moritz** ein Einzelkind ist, wuchs er nicht wirklich als
solches auf. Die Schwester seiner Mutter hatte einen vier Jahre
älteren Sohn. Die beiden Familien lebten im gleichen Haus,
und die Jungen verbrachten viel Zeit miteinander, fast wie
Brüder.
Die einschneidende Veränderung in Moritz' Leben war der Umzug seiner Familie, als Moritz zwölf Jahre alt war. Er musste auf
eine neue Schule, hatte keine Freunde, kannte niemanden in
der Nachbarschaft. Der Umzug führte die Familie außerdem
näher an das Seniorenheim, in dem die Großeltern mütterli-
cherseits lebten. Die Großmutter hatte Demenz und brauchte
viel Hilfe. Kurz nach dem Umzug starb der Großvater. Die Familie rückte noch näher zusammen, um sich um die Großmutter kümmern zu können. Kurz darauf starb ganz unerwartet der
Onkel. Die beiden Todesfälle hinterließen ein tiefes Loch in der
Familie. Jedes Familienmitglied ging anders mit den Verlusten
um. Die unterschiedliche Art und Weise, mit Trauer umzugehen, veränderte die Beziehungen. Man war sich weniger nah,
sah sich seltener. Moritz fing an, Drogen zu nehmen und die
Schule zu schwänzen.

Veränderungen

Menschen sind Gewohnheitstiere. Sie tun das, was sie immer
getan haben, aus dem guten Grund, dass das eben schon immer so war. Veränderung ist schwer. Selbst das Gehirn braucht
ungefähr einen Monat, um verändertes Verhalten als normal
zu akzeptieren.

Hier ist ein Experiment, das Sie zu Hause machen können, um zu beobachten, wie das Gehirn Gewohnheiten erlernt: *Beobachten Sie, welchen Schuh Sie zuerst anziehen – oder welches Hosenbein, welchen Socken oder welchen Ärmel. Dann ziehen Sie einen Monat lang jeden Tag ganz bewusst zuerst den anderen an. Wann ertappen Sie sich dabei, dass Sie ohne darüber nachzudenken, ganz automatisch den anderen zuerst anziehen? Das ist der Zeitpunkt, an dem Ihr Gehirn eine neue Gewohnheit gelernt hat. Bei den meisten Menschen dauert das etwa vier bis fünf Wochen.*

Veränderung bedeutet immer auch Verlust. Und das gilt auch für Veränderungen, die allgemein als positiv empfunden werden. Wenn man heiratet, gibt man eine gewisse Freiheit auf. Bekommt man ein Kind, lässt man die Zweisamkeit hinter sich. Wenn man befördert wird, ändern sich die Beziehungen zu den Kollegen. Verlust bedeutet damit auch immer Trauer. Trauer ist mit unangenehmen Gefühlen verbunden. Erinnern Sie sich an eine große Veränderung in Ihrem Leben? Was waren Ihre ersten Gefühle und Gedanken? Die erste Reaktion auf Verlust oder Veränderung ist oft der Versuch, die Realität wegzuleugnen. Man will nicht glauben, dass das Geschehene wirklich passiert ist. Typische Gedanken sind: „Das ist alles nur ein Traum." „Morgen ist alles wieder in Ordnung." „Das kann einfach nicht wahr sein." „Ist das wirklich passiert?"

Die Phase des Verleugnens kann von fünf Minuten bis zu einigen Wochen dauern, je nach der Größe des Verlusts. Danach folgt normalerweise eine Zeit des Verhandelns. Man versucht mit Gott, der Welt, dem Universum, sich selbst oder anderen Menschen zu verhandeln, um das Geschehene ungeschehen zu machen. Typische Gedanken sind: „Wenn ich nur hart genug arbeite, wird keiner merken, was wirklich passiert ist." „Wenn ich von jetzt an alles richtig mache, dann wird er wieder zurückkommen." „Ich muss nur wirklich danach suchen, dann werde ich es schon finden." „Es wird schon besser werden, wenn ich nur ..." Bei Jugendlichen und Erwachsenen, die im Allgemeinen einen recht guten Realitätssinn haben, dauert die Zeit des Verhandelns normalerweise nicht besonders lange. Bei jüngeren Kindern hingegen, die noch eine rege Fantasie haben, kann diese Phase einen längeren Zeitraum in Anspruch nehmen.

Nach dem Verhandeln kommen Wut und Trauer. Vielen Menschen fällt es leichter, wütend zu sein als traurig. Wut gibt Energie. Da kann man wenigstens morgens aufstehen und zur Arbeit gehen. Trauer nimmt Energie. Manchmal ist diese Trauer so groß, dass sie zu Depressionen führt. Depressionen machen es schwer, morgens aufzustehen, zu essen, sich anzuziehen und im täglichen Leben zu funktionieren. Da hilft es manchmal, wütend zu werden, um wieder Energie zu haben. Es ist normal, zwischen Wut und Trauer hin- und herzuschwanken. Aber beide Gefühle gehören dazu und müssen zugelassen werden, um den Verlust zu verarbeiten.

Irgendwann folgt dann Akzeptanz. Man muss akzeptieren, dass das Leben nie wieder so sein wird wie zuvor. Und das bedeutet nicht, dass es schlechter sein wird, sondern nur, dass es anders ist. Das ist die wahre Bedeutung von Akzeptanz im Zusammenhang mit Verlust und Trauer. Akzeptanz ist ein Gefühl und gleichzeitig eine Entscheidung. Es gibt Verluste, bei denen man sich eine lange Zeit jeden Tag neu entscheiden muss, um sie zu akzeptieren. Irgendwann folgt dann das Gefühl, und das Akzeptieren wird leichter. Nachdem man den Verlust akzeptiert hat, kann man sich erneut auf das Leben einlassen. Erst dann kann man neue Beziehungen knüpfen und die kleinen Freuden des Lebens wieder genießen.*

Viele Menschen versuchen, diesen Prozess abzukürzen. Es gibt zwei beliebte Wege, das Trauern zu vermeiden. Man kann sich einreden, dass der Verlust gar nicht so schlimm war, dass man jetzt mit dem Trauern fertig sein sollte, dass man keine Zeit hat, dass das Leben einfach weitergehen muss. Man verdrängt die Gefühle, frisst sie tief in sich hinein und hofft, dass sie irgendwie vorübergehen. Andere Menschen versuchen, die Gefühle durch Ablenkung zu vermeiden. Drogen, Alkohol, Essen, Arbeit, Glücksspiele oder Sport sind beliebte Wege, von den oben genannten Gefühlen abzulenken und sie nicht spüren zu müssen. Leider funktioniert keine der beiden Strategien wirklich. Irgendwann kann man die Gefühle nicht mehr unterdrücken, und dann fließen sie aus einem heraus, als ob der Verlust gerade erst passiert ist. So kann es geschehen, dass ein Alkoholiker, der endlich trocken ist, 30 Jahre nach dem Tod eines geliebten Menschen auf einmal weint und trauert, als ob der Mensch gestern gestorben sei. Wenn sich jemand durch Arbeit abgelenkt hat, kann es passieren, dass Wut und Depressionen den nächsten Urlaub vermiesen. Die Ablenkung ist weg, und die Gefühle des Verlustes kommen uneingeladen einfach hoch.

Moritz hat sich nie erlaubt, den Verlust seines Großvaters und seines Onkels zu verarbeiten. Erst hier in Colorado merkt er, wie viel Wut und Traurigkeit er versucht hat, in sich hineinzufressen. Damals begann er auch, Drogen zu nehmen und damit die Gefühle zu vermeiden. Bis jetzt hatte er sich immer eingeredet, dass er nicht wirklich traurig war, sondern dass er wegen all der Erwartungen, die auf ihm lasten, wütend ist. Erst in der letzten Elternwoche erlaubt sich die Familie, die Traurigkeit, die sie alle in sich tragen, zu spüren und auszudrücken. In der Familientherapie weinen sie miteinander. Moritz zeigt viel Mut und erlaubt sich zu trauern. Bis jetzt

---

* Siehe auch: Elisabeth Kübler-Ross: Interviews mit Sterbenden (2001)

hat er sich auch in der Therapie immer nur an die Gefühle herangetastet, ohne sie wirklich zuzulassen. Das Weinen fällt ihm unglaublich schwer, obwohl es so befreiend ist. Leider heißt es oft immer noch, dass Männer nicht weinen dürfen. Viele Jugendliche, sowohl Jungen als auch Mädchen, empfinden Weinen als Schwäche und würden in ihrer Clique niemals Tränen zulassen.

Indem Moritz und seine Eltern sich erlauben zu weinen, zeigen sie eine Ehrlichkeit und Stärke, die ansteckend ist. Die Fassade, die diese Familie so oft zeigt, um nach außen hin einen guten Eindruck zu machen, ist weggefallen. Die Familie, die sonst so viel redet und erklärt, braucht auf einmal keine Worte mehr, um sich zu verständigen. Während der ganzen Zeit in den Badlands hat Moritz sich gewünscht zu explodieren, damit endlich die Spannung nachlässt, die er ständig spürte, aber eigentlich musste er sich nur erlauben zu „zerfließen", um diese Spannung abzubauen. Die Wut diente nur dazu, die tiefe Traurigkeit in seinem Leben zu verbergen. Moritz wird auch zu Hause noch viel weinen müssen – ansonsten wird er schnell wieder zu Drogen und Alkohol greifen, um seine wahren Gefühle zu vermeiden.

Schmerz und Vergebung

Vergebung ist eine Entscheidung. Die Entscheidung zu vergeben hilft demjenigen, der vergibt, mehr als demjenigen, dem vergeben wird. Warum? Darüber gibt der Prozess der Vergebung Aufschluss.

Zunächst ist da die verletzende Tat oder das Vergehen. Es wurde einem etwas angetan, das falsch, ungerecht und schmerzhaft war. Die erste Reaktion ist, den Schuldigen zur Verantwortung ziehen zu wollen. Wenn das möglich ist – durch einen Gerichtsprozess, eine Haftstrafe oder ein Urteil, das Wie-

Kevins Vater *hat während der Familientherapie viel von seiner eigenen Vergangenheit erzählt. Das Aufwachsen in der Nachkriegszeit war nicht einfach für Kinder und Jugendliche. Er hat viele Ungerechtigkeiten erlebt und gibt zu, dass er nicht weiß, wie man vergibt. Bis jetzt hat er auch nie das Bedürfnis gehabt zu vergeben, aber während der Therapie merkt er, dass er seinem Sohn nie wieder in die Augen schauen kann, wenn er ihm nicht vergibt. Kevins Verhalten hat seinen Eltern viele Schmerzen bereitet. Besonders sein Vater hat sich immer wieder für Kevin eingesetzt, wenn er Mist gebaut hat. Nur weil sein Vater immer wieder mit Lehrern, Rektoren, Arbeitgebern und anderen Autoritätspersonen geredet hat, ist Kevin nicht von noch mehr Schulen geflogen, hat nicht noch mehr Ausbildungs- oder Praktikumsplätze verloren und bis jetzt noch keine Zeit im Gefängnis verbringen müssen. Vergebung ist auch für Kevin selbst ein wichtiges Thema. Auch ihm ist oft wehgetan worden. Bis jetzt hat er seinen Schmerz hinter Wut und Gewalt versteckt. Kevin ist ein Krieger, ein Kämpfer, für den es ständig um Gewinnen und Verlieren geht. Und Kevin darf nicht verlieren. Wenn Kevin nicht lernt zu vergeben, wird sein Leben auch weiterhin von Schmerz und Gewalt geprägt sein.*

dergutmachung anstrebt –, dann hilft das ein bisschen. Aber Tatsache ist, dass der Täter weder wirklich jemals den Schmerz fühlt, den er zugefügt hat, noch die Tat zurücknehmen kann. Der Schmerz und die Verletzung bleiben. Ist einem der Schmerz zu viel, wird man wütend. Diese Wut ist angebracht und oft hilfreich. Sie beschützt einen davor, sich wieder in eine ähnliche Situation zu begeben und nochmals verletzt zu werden. Sie macht stark genug, während der Gerichtsverhandlung etwas zu sagen oder den Täter zu konfrontieren.

Und dann? Wenn man nicht vergibt, bleibt man entweder im Schmerz oder in der Wut stecken. Diese Gefühle prägen dann alle Erlebnisse und Beziehungen. Sind Sie schon einmal jemandem begegnet, der in seiner Wut stecken geblieben ist? Wollten Sie Zeit mit diesem Menschen verbringen? Wahrscheinlich nicht. Diese Menschen sind normalerweise bitter und pessimistisch. Sie sehen nur das Schlechte im Leben und in anderen Menschen. Sie haben keine Freunde und können sich über nichts wirklich freuen. Sie hegen ständig Rachegedanken und werden darum zu Menschen, die keiner wirklich mag. Wenn sie sich entscheiden würden, diese Rachegedanken loszulassen und zu vergeben, würden sie damit demjenigen helfen, der ihnen wehgetan hat oder sich selbst? Oft weiß der Täter nicht einmal, dass die Person wütend ist, und falls er es weiß, dann betrifft es ihn oft wenig. Ein weiser Mensch sagte einmal, dass Rachegedanken wie ein Gift sind, das man selbst trinkt, in der Hoffnung, dass es den anderen umbringt. Leider vergiftet man damit nur sich selbst und sein Leben.

Dann gibt es diejenigen, die im Schmerz stecken bleiben. Sind Sie schon einmal einer solchen Person begegnet? Diese Menschen sind normalerweise deprimiert, depressiv, müde und erschöpft. Und wenn man Zeit mit ihnen verbringt, fühlt man sich danach genauso. Sie sehen sich als Opfer und haben das Gefühl, dass die Welt darauf aus ist, ihnen wehzutun oder ihnen Unrecht zuzufügen. Jedes Mal, wenn man ihnen vorschlägt, wie sie ihr Leben verbessern oder sich einfach nur besser fühlen könnten, dann antworten sie: „Ja, aber ..." Sie haben immer einen Grund, warum der Vorschlag sowieso nicht funktionieren wird. Nach dem Gespräch fühlt man sich hilflos und frustriert und hat das Gefühl, dass diese Menschen sich nicht wirklich besser fühlen wollen.

Um vergeben zu können, muss man sich erlauben, die „Tat" in einem größeren Zusammenhang zu betrachten. Was bewegte den Täter? Hat man selbst in irgendeiner Art und Weise zu der Tat beigetragen? Könnte ein Missverständnis zu der Tat beigetragen haben? Gibt es mildernde Umstände? War man vielleicht selbst schlecht gelaunt oder hat überreagiert? Diese Fragen und die entsprechenden Antworten entschuldigen weder den Täter noch die Tat. Was geschah, ist auch weiterhin falsch, ungerecht und schmerzhaft. Vergebung bedeutet weder, dass man die Tat vergisst noch dass man so tut, als ob sie nie geschehen sei. Man versucht auch nicht, die entsprechenden Reaktionen und Gefühle „wegzuerklären." Wenn Sie vergeben, dann treffen Sie die Entscheidung, Ihr Recht auf Rache nicht länger einzufordern. Sie entscheiden sich, die gerechtfertigten Rachegedanken loszulassen, damit Sie nicht länger in Ihrem Schmerz oder Ihrer Wut stecken bleiben. Ihr Leben wird dadurch besser. Dabei ist es eigentlich unwichtig, ob Sie dem Täter mitteilen, dass Sie ihm vergeben oder nicht. Vergebung ist ein einseitiger Prozess, eine Einbahnstraße. Die Beziehung zum Täter wird durch das Vergeben nicht automatisch repariert.

Manchmal ist Versöhnung möglich und wünschenswert. Zur Versöhnung gehören aber zwei. Im Idealfall entschuldigt sich der Täter und bittet um Vergebung. Dann vergibt der Betroffene, und die Beziehung kann repariert und erneuert werden. Manchmal ist Versöhnung jedoch nicht möglich oder vielleicht sogar unklug. Wenn die andere Person die Tat nicht bereut oder gar rechtfertigt, dann ist Versöhnung nicht wirklich möglich. In diesem Fall ist es auch wahrscheinlich, dass die Person in Zukunft die gleiche oder eine ähnliche Tat begehen wird. Je nach Charakter der Tat kann es darum unklug sein, sich mit dem Täter zu versöhnen und sich damit einer erneuten Verletzung auszusetzen. Vergebung hingegen ist nötig, damit das Leben für den Verletzten weitergehen kann. Versöhnung ist ein möglicher nächster Schritt, wenn allen betroffenen Personen die Beziehung wichtig ist.

Und wenn Sie sich selbst vergeben müssen, weil *Sie* der- oder diejenige sind, dem Sie wehgetan haben? Der Prozess ist genau der gleiche. Als Erstes müssen Sie aufhören, sich selbst bestrafen zu wollen. Sie müssen sich die Umstände der Tat genauer anschauen und dann die Entscheidung treffen, sich zu vergeben. Dann müssen Sie akzeptieren, dass Ihnen vergeben wurde. Dazu gehört oft auch zu akzeptieren, dass Sie ein Mensch sind, der es wert ist und es verdient hat, dass ihm vergeben wird. Haben Sie jedoch das Gefühl, dass Ihr Vergehen nicht vergeben werden kann, dann sollten Sie dieses Problem wahrscheinlich mit einem Therapeuten oder Seelsorger durcharbeiten.

Wenn Sie sich entschieden haben, sich zu vergeben, dann können Sie auf Versöhnung hinarbeiten. Sie sollten sich bei sich selbst entschuldigen, diese Entschuldigung annehmen und sich dann mit sich selbst aussöhnen. Danach können Sie dann hoffentlich wieder in Frieden mit sich selbst leben. Fehler sind menschlich. Wenn Sie sich Ihre Fehler nicht vergeben können, werden sie in Schmerz oder Wut stecken bleiben, und Ihr Leben wird recht unglücklich sein. Es wird Ihnen schwerfallen, Ihrem Teenager eine gute Mutter oder ein guter Vater zu sein, wenn Sie nicht vergeben können.

Wie entschuldige ich mich richtig?

Im Zusammenhang mit Vergebung ist eine wichtige Frage bis jetzt noch unbeantwortet geblieben: Wie sieht eine Entschuldigung aus? Eine wahre Entschuldigung besteht aus vier Elementen:

1. Der Täter übernimmt Verantwortung für die Tat und gibt zu, dass die Tat falsch oder ungerecht war. („Ich habe ... getan. Und das war falsch.")

2. Dann zeigt der Täter, dass er weiß, dass seine Tat der betroffenen Person wehgetan hat. („Das hat dir wahrscheinlich sehr wehgetan." „Das hat es dir schwer gemacht, mir zu vertrauen.")

3. Dann folgt eine Aussage darüber, dass es dem Täter leidtut und dass er sich entschuldigt. („Ich entschuldige mich." „Es tut mir leid.")

4. Zuletzt sollte ein Plan mitgeteilt werden, um ähnliche Taten in Zukunft zu vermeiden. Der Täter beschreibt, was er tun wird, um den gleichen Fehler nicht zu wiederholen. Dies ist besonders wichtig, wenn Versöhnung angestrebt wird. Es ist schwer, sich mit jemandem zu versöhnen, der morgen das Gleiche wieder tut, auch wenn er sich entschuldigt. („Ich arbeite mit einem Therapeuten daran, meine Wut in den Griff zu bekommen." „Ich werde eine Gelbe Karte nehmen, wenn ich wütend bin, denn ich will dich nicht mehr anschreien.")

Eltern machen auch Fehler. Bitte zögern Sie nicht, sich bei Ihrem Kind zu entschuldigen, wenn Sie etwas falsch machen. Sie zeigen Ihrem Kind damit, dass Fehler normal sind und dass Entschuldigungen, Vergebung und Versöhnung Teil des Lebens sind. Und dann arbeiten Sie natürlich daran, den gleichen Fehler nicht zu wiederholen.

Wenn man den gleichen Fehler zu oft macht – auch wenn man sich entschuldigt –, dann verliert man irgendwann den Respekt seines Kindes. Und wenn dieser Respekt einmal verloren ist, dann ist es schwer, ihn wiederherzustellen. Es ist nicht unmöglich, Respekt wiederzugewinnen, aber es ist einfacher, an sich selbst zu arbeiten, um den Fehler nicht zu wiederholen.

Das Tal der Trauer

Neues Leben

▲

Verlust/ Veränderung

▼

Verleugnen

Verhandeln

Akzeptanz

Das Leben wird niemals das Gleiche sein, aber es ist trotzdem gut und lebenswert.

Wut

Oft einfacher als Traurigkeit, da man mehr Energie hat.

Gefühle wechseln oft hin und her

Traurigkeit

Oft die längste Phase der Trauer, kann in Depression umschlagen. Wenn die Depression zu lange dauert, sollte man professionelle Hilfe suchen.

Vergebung

Der Täter geht seines Weges
und ist oft wenig davon betroffen, dass der Ge-
schädigte in Schmerz oder Wut stecken bleibt.
Meist wird das Leben des Betroffenen weiterhin
von der Tat und damit dem Täter kontrolliert –
der letzten Person, der diese Rolle im Leben des
Betroffenen zustehen sollte...
Vergebung ist der einzige (u. schwerste)
Weg, Kontrolle über das eigene Leben
zurückzugewinnen.
Vergebung ist in erster Linie
für den, der vergibt, nicht
wirklich für den, dem
vergeben wird.

Wenn der Täter
sich entschuldigt,
besteht die Möglichkeit
zur Versöhnung.

Versöhnung

Vergebung

Beide
Parteien
müssen
es wollen.

„Big Picture"

Wut

Schmerz

Die Entscheidung,
mein Recht auf
Rache aufzugeben

**Tat/
Vergehen**

Die Tat im größeren Zusammenhang:
Es geht darum, das Vergehen zu erklären und zu
verstehen, nicht darum, es zu entschuldigen.

Jemand,
der im Schmerz
stecken bleibt
• • • • • • • • • • • • • ▶

hilflos
depressiv
müde
ewiges Opfer

Verlust
von Freunden
von Lebensfreude
von Energie
von Lebenszielen
Einsamkeit

Jemand,
der in der Wut
stecken bleibt
◀ • • • • • • • • • • • • •

negativ
pessimistisch
bitter
freudlos

Kevins Vater arbeitet daran, seinem Sohn zu vergeben. Kevin arbeitet daran, seinen Eltern zu vergeben. Bis zur Versöhnung wird es noch etwas dauern. Der ständige Machtkampf darum, wer der „Herr im Hause" ist, muss aufhören. Dazu gehört auch, dass Kevin seinem Vater erlaubt, ein Vater zu sein – auch wenn er Fehler macht. Die Gewalt im Haushalt muss aufhören. Kevins Vater muss ihm vorleben, dass Tränen und Liebe mehr Mut und Stärke beweisen als Fäuste und Beschimpfungen. Die Familie hat den Heilungsprozess eingeleitet. Aber um diesen Prozess fortzusetzen, werden sie auch weiterhin eine Familientherapie machen müssen. Wenn nicht alle Familienmitglieder die Versöhnung wirklich wollen und bereit sind, sich dafür zu verändern, wird es in dieser Familie auch weiterhin Wut, Gewalt und Schmerz geben.

Elterntypen/Erziehungstile

Crissi war eigentlich recht frühreif, aber sie konnte sich von Anfang an nicht wirklich für die Schule begeistern. Sie träumte viel im Unterricht und musste oft daran erinnert werden, ihre Hausaufgaben zu machen. Crissi hatte außerdem ein paar Krankheitssymptome, die dazu führten, dass die anderen Kinder sie hänselten. Ihre Mutter wollte natürlich nicht, dass Crissi Schwierigkeiten in der Schule hatte, und rutschte darum in die Rolle einer Hubschraubermutter hinein.

Mittlerweile macht dieser Erziehungsstil es schwer für Crissi und ihre Mutter, eine gute Beziehung zu haben. Crissis Mutter versteht, dass sie ihrer Tochter mehr Freiraum lassen muss, aber das ist leichter gesagt als getan, vor allem deswegen, weil Crissi sich ja in den letzten Monaten sehr viel Freiraum genommen hat, indem sie einfach tagelang nicht nach Hause kam. Sie liebte die Spontanität des Lebens auf der Straße. Da konnte man mal eben für ein paar Tage nach Holland fahren, auf ein Konzert gehen oder solange schlafen, wie man wollte. Crissi hat aber auch die andere Seite des Straßenlebens kennengelernt. Leute nutzen einen aus, belügen und bestehlen einen. Freundschaften entwickeln sich schnell, können aber auch genauso schnell enden. Je mehr Crissis Eltern in die Beraterrolle hineinwachsen und aufhören, ihr hinterherzulaufen, desto wahrscheinlicher ist es, dass Crissi den Rat ihrer Eltern respektiert und aufhört wegzulaufen.

Die Familie erlebt in der pferdeunterstützten Therapie, wie dieses Prinzip funktioniert. Wenn man einem Pferd hinterherläuft, läuft es weg. Sobald man stehen bleibt, bleibt es auch stehen. Und wenn man sich dann umdreht und weggeht, dann folgt es einem.

Andreas *ist das erste gemeinsame Kind seiner Eltern, aber beide haben mindestens ein Kind aus einer früheren Beziehung. Auch seine Großeltern waren mehr als einmal verheiratet und hatten Kinder aus mehreren Beziehungen. Halbgeschwister und Stiefkinder machen das Zusammenleben in einer Familie komplizierter, selbst dann, wenn sie nicht im gleichen Haus leben. Da gibt es oft starke Rivalitäten, unausgesprochene Frustrationen, ungerechte Vergleiche, geheimen Neid und viel Scham, etwas falsch gemacht zu haben. Während der letzten Elternwoche gab es Unstimmigkeiten zwischen Andys Eltern. Mittlerweile haben sie diese beigelegt, aber es hat eine Weile gedauert, weil die beiden, wie viele Ehepaare, unterschiedlich mit Konflikten umgehen. Andys Vater will sich erst mal zurückziehen und nachdenken. Seine Mutter möchte sofort darüber reden. Manchmal fühlt sich Andy zwischen den beiden hin- und hergerissen. Wie die meisten Kinder wünscht er sich, dass seine Eltern ihn nicht in ihre Streitigkeiten hineinziehen oder gar verlangen, dass er Stellung bezieht. Für Kinder ist es wichtig, dass sich die Eltern nicht gegenseitig schlechtmachen, denn Kinder wollen beide Elternteile lieben dürfen. Kinder können durchaus wissen, dass ihre Eltern Probleme haben. Probleme in Beziehungen sind normal. Aber wenn Kinder beobachten, dass sich ihre Eltern streiten, müssen sie auch erleben, wie sie sich versöhnen.*

Ein Neuanfang

Die zweite und letzte Familienwoche ist angebrochen. Die Eltern sind wieder nach Colorado gekommen, um nach einer Woche Familientherapie ihre Kinder wieder mit zurück nach Deutschland zu nehmen. Das Zusammentreffen findet dieses Mal auf einer Ranch statt, wo die Familien an einer pferdeunterstützter Therapie teilnehmen. Die Eltern kommen zuerst an. Sie sind nervös. Sie freuen sich auf ihre Kinder, aber haben auch Angst davor, dass die Jugendlichen, die hier so viel gelernt haben, diese Veränderungen in Deutschland nicht aufrechterhalten können.

Nachdem die Jugendlichen und ihre Eltern sich begrüßt haben, müssen sie zusammen die erste Aufgabe erledigen: Schweigend sollen sie als Familie eins der Pferde in der Arena aussuchen und es irgendwie in die Familie mit einbeziehen. Schnell spüren die Familien, wie dieses neue „Familienmitglied" den Umgang miteinander beeinflusst. Pferde sind wie ein Spiegel, sie zeigen, was in einem Menschen oder in einer Familie vorgeht, indem sie auf Körpersprache und Stimmungen reagieren.

Andys Vater ist dieses Mal nicht dabei. Sein Arzt hatte ihm davon abgeraten zu fliegen. Da Andys Vater aber auch sonst viel arbeitet, wenig Zeit für seine Familie hat und die Erziehung der Kinder normalerweise der Mutter überlässt, ist Andy sich nicht sicher, ob da nicht mehr hinter der Abwesenheit des Vaters steckt.

Das Pferd spürt die Spannung und die unausgesprochenen Fragen zwischen Mutter und Sohn und läuft immer ein paar Schritte weiter, sobald die beiden sich ihm nähern. Es läuft nicht wirklich weg, dazu ist die Spannung nicht groß genug, aber es weiß, dass man sich nicht auf eine ehrliche Begegnung mit jemandem einlassen kann, der Geheimnisse hat, und bleibt darum immer gerade so außer Reichweite. Pferde sind nur an ehrlichen Beziehungen interessiert, die auf gegenseitigem Respekt beruhen. Sie durchschauen sofort, wenn jemand eine Fassade aufsetzt und wollen nichts mit einer Person zu tun haben, die nur so tut als ob.

Auch Kevin muss diese Erfahrung machen. Er hatte schon den ganzen Tag schlechte Laune und tut jetzt so, als ob alles in Ordnung sei. Das Pferd glaubt ihm nicht und läuft weg, sobald sich Kevin und seine Eltern ihm nähern. Nach mehreren Runden durch die Arena sieht Kevin ein, dass er entweder seine Laune in den Griff kriegen muss oder dass er heute viel Zeit damit verbringen wird, Pferden hinterherzulaufen. Sowohl Andys als auch Kevins Familie reden miteinander und schaffen es, die Spannungen, die zwischen ihnen stehen, abzubauen. Und siehe da: Auf einmal bleiben beide Pferde stehen und lassen sich ohne Probleme einfangen und sogar halftern.

Diese Elternwoche symbolisiert einen Neuanfang für die Familien. Die Jugendlichen beschreiben ihre Erlebnisse und Einsichten. Die Familien üben, einander zuzuhören, miteinander über schwierige Themen zu reden und auch Konflikte respektvoll zu lösen. Die Eltern verstehen, dass die Jugendlichen durch die Zeit in der Wildnis nicht zu anderen Menschen geworden sind. Sie werden alle auch weiterhin Fehler machen und es am folgenden Tag wieder neu versuchen. Fortschritt, nicht Perfektion ist die Devise.

Die Zeit in Amerika ist für die Jugendlichen der Anfang, nicht das Ende der Veränderungen. Jetzt gilt es, das Gelernte zu Hause im alten Umfeld umzusetzen. Die Familien reden über die Herausforderungen, die sie in Deutschland erwarten. Man ist gleichzeitig hoffnungsvoll und skeptisch. Vertrauen muss langsam wieder aufgebaut werden. Das wird Zeit brauchen.

Auch die Eltern haben sich in den letzten Tagen und Wochen viele Gedanken darüber gemacht, was sie verändern können und wollen, damit das Familienleben besser wird. Sie haben sich ihre Erziehungsstile genauer angeschaut und sich darüber Gedanken gemacht, was funktioniert und was weniger hilfreich ist.

Familien sind wie Uhrwerke. Alle einzelnen Elemente sind miteinander verbunden und voneinander abhängig. Wenn sich ein Zahnrad im Uhrwerk verändert, funktioniert die Uhr nicht mehr. Um die Uhr wieder funktionstüchtig zu machen, müssen sich entweder alle anderen Rädchen auch ändern, oder das eine veränderte Zahnrad muss wieder ins alte Muster zurückfallen. Es ist unmöglich für einen Jugendlichen, die in einem Therapieprogramm erlernten Fähigkeiten und Strategien auch zu Hause anzuwenden, wenn sich die Eltern und das Umfeld nicht ebenfalls geändert haben. Je mehr die Eltern über sich selbst, ihre Geschichte und ihren Erziehungsstil wissen, desto wahrscheinlicher ist es, dass auch sie Dinge anders angehen werden und damit die Veränderung der Jugendlichen unterstützen.

Im Folgenden werden vier verschiedene Erziehungsstile beschrieben. Obwohl sich Erziehungsstile je nach Situation ändern können, werden Sie sich wahrscheinlich hauptsächlich in einer dieser Kategorien wiederfinden. Je mehr Sie über sich selbst und Ihren Erziehungsstil wissen – mit all den entsprechenden Vor- und Nachteilen –, desto einfacher wird es für Sie sein, ganz bewusst zu entscheiden, was Sie in Zukunft anders machen wollen.

Elterntypen

1. Hubschraubereltern[*]

Hubschrauber sind laut, machen viel Wind, erregen Aufsehen und können in der Luft stehen. In Notfällen sind Hubschrauber unersetzlich. Sie können in unwägbarem Gelände landen, Menschen in Sicherheit bringen und Leben retten.

Wenn es sich aber *nicht* um einen wirklichen Notfall handelt, dann sind Eltern, die ihre Kinder ständig beschützen und sie vor den Konsequenzen ihrer Entscheidungen bewah-

[*] Siehe auch: Foster W. Cline und Jim Fay: Parenting Teens with Love and Logic (2006), Love and Logic Press

ren, nicht besonders hilfreich. Im Gegenteil, Hubschraubereltern erlauben ihren Kindern nicht, selbstständig zu werden, aus Fehlern zu lernen und die negativen Folgen schlechter Entscheidungen zu tragen.

Eltern, die immer für ihre Kinder da sind, halten sie davon ab, erwachsen zu werden. Eltern, die ihre Kinder vor negativen Gefühlen oder Erfahrungen beschützen wollen, tun dies entweder aus Liebe oder aus Schuldgefühlen. Sie haben das Gefühl, als Eltern versagt zu haben, wenn es ihren Kindern schlecht geht. Sie verwechseln Liebe und Fürsorge mit der Pflicht, dafür zu sorgen, dass ihre Kinder ständig glücklich und zufrieden sind. Sie glauben, Fehler des Kindes bedeuten, dass sie schlechte Eltern sind. Darum retten sie die Kinder vor Fehlern und den unangenehmen Gefühlen, die damit einhergehen. Hubschraubereltern brauchen es, gebraucht zu werden. Sie finden ihre eigene Identität im Wohlbefinden ihrer Kinder. Leider können darum die Kinder nicht lernen, mit unangenehmen Gefühlen umzugehen oder sich selbst zu trösten. Da diese Kinder sich immer darauf verlassen können, dass ein Hubschrauber da ist, um ihre Probleme zu lösen, lernen sie nie, wie man mit schweren Situationen umgeht oder Streit beilegt. Gut gemeinte Unterstützung wird zum Hindernis.

2. Offizierseltern[*]

Offiziere sind beeindruckend, laut und sogar Furcht einflößend. Sie setzen sich durch und sorgen dafür, dass genau das getan wird, was sie erwarten. Sie tolerieren keine Widerrede. Offiziere bereiten ihre Soldaten auf Kriegs- und Krisensituationen vor. In diesen Situationen ist Autorität wichtig und Hinterfragen, Abwarten oder demokratisches Abstimmen könnten tödlich enden. Disziplin und Gehorsam sind unerlässlich, um Menschenleben zu schützen.

Offiziere haben ihren Platz im Leben, aber ihr Erziehungsstil hilft wenig, wenn es darum geht, liebevolle Beziehungen zu formen und Kindern dabei zu helfen, verantwortungsbewusst und selbstständig zu werden. Offiziere erwarten, dass ihre Kinder tun, was ihnen gesagt wird, dass sie ohne Widerworte folgen. Eltern befehlen, Kinder gehorchen. Die Kinder müssen nicht lernen, selbstständig zu denken und gute Entscheidungen zu treffen, für deren Konsequenzen sie dann verantwortlich sind. Da die Eltern alle Entscheidungen treffen, können Kinder keine eigenen Fehler machen und darum auch nicht aus ihren Fehlern lernen. Der einzige Fehler, den Kinder machen können, ist Ungehorsam. Kinder lernen nicht, auf ihre innere Stimme zu hören und dieser zu vertrauen. Sie brauchen immer eine Stimme von außen, die ihnen sagt, was sie tun sollen. Anfangs sind die Eltern diese Stimme, aber je älter die Kinder werden, desto wahrscheinlicher ist es, dass sie auch auf andere Stimmen hören, vor allem auf die von Freunden. Und da diese Kinder nie gelernt haben, selbstständig zu denken, sondern immer nur blind der Stimme von anderen zu folgen, werden sie tun, was ihre Freunde vorschlagen, egal, wie dumm dieser Vorschlag auch sein mag.

Offiziere bestrafen ihre Kinder oft, wenn diese etwas falsch machen oder nicht gehorchen. Leider bringen sie ihnen damit etwas bei, was in der Welt der Erwachsenen eigentlich gar nicht passiert.

Solange man keine Straftaten begeht und dafür verurteilt wird, wird man als Erwachsener auch nicht wirklich bestraft. Und wenn sich Erwachsene bestraft fühlen, dann denken sie ganz bestimmt nicht darüber nach, was sie falsch gemacht haben. Das Gleiche trifft natürlich auch auf Jugendliche zu. Wenn sie sich bestraft fühlen, verübeln sie das der betreffenden Person oder Institution, werden wütend und hegen Rachegedanken. Auf jeden Fall denken sie mehr darüber nach, wie ungerecht sie behandelt worden sind, warum sie nicht hätten bestraft werden sollen und wie sie beim nächsten Mal Strafe vermeiden können, als darüber, was sie falsch gemacht haben. Jedes Mal, wenn Offizierseltern ihre Kinder bestrafen, geben sie ihnen eine gute Ausrede, sich nicht mit dem wirklichen Problem auseinandersetzen zu müssen, sondern sich darauf zu konzentrieren, wie ungerecht die Strafe ist.

In der Welt der Erwachsenen gibt es selten Strafen, aber oft Konsequenzen. Wenn jemand regelmäßig seine Arbeit nicht erledigt, dann nimmt der Chef ihm nicht das Handy weg, sondern er feuert ihn. Wenn jemand seinen Lebenspartner ständig anschreit, dann bekommt er keinen Stubenarrest, sondern verliert den Partner. Wenn jemand das Geschirr nicht abspült und wegräumt, dann wird ihm nicht das Taschengeld gekürzt, sondern er muss dann eben den Kammerjäger bezahlen.

Weder Hubschrauber noch Offiziere haben offene, ehrliche und enge Beziehungen zu ihren Kindern. Die Kinder mögen im gleichen Haus wohnen, aber die Eltern wissen nicht, was im Herzen oder im Kopf ihres Kindes wirklich vorgeht. Oft sind diese Eltern erstaunt, wenn ihre Kinder als Jugendliche „außer Kontrolle" geraten.

3. Laissez-faire- und ähnliche Eltern

Diese Eltern überlassen ihre Kinder mehr oder weniger sich selbst. Die Kinder können tun und lassen, was sie wollen. Sie halten sich nicht an Regeln oder Erwartungen und erziehen sich eigentlich selbst. Stehen persönliche Entscheidungen an, werden diese von den Kindern und Jugendlichen in der Regel selbst getroffen, elterliche Wünsche können dabei wahlweise berücksichtigt werden oder auch nicht. Wenn es darum geht, zu entscheiden, welche Hose man anzieht, mag die Entscheidung eines Siebenjährigen akzeptabel sein. Wenn es jedoch darum geht, die Schule abzubrechen, schwanger zu werden oder jede Nacht Party zu machen, dann sind die Entscheidungen einer Vierzehnjährigen vielleicht doch nicht angemessen.

Manchmal versuchen Eltern auch, die besten Freunde ihrer Kinder zu sein, anstatt ihnen liebevolle Grenzen zu setzen und ihnen Werte beizubringen. Diese Eltern haben oft Angst davor, dass ihre Kinder sie „nicht leiden können", wenn sie Nein sagen oder ihre Kinder die Konsequenzen ihrer Entscheidungen spüren lassen. Es scheint diesen Eltern wichtiger, dass ihre Kinder sie „mögen" und „cool" finden, statt sich an Erwartungen zu halten und die Eltern als Autoritätspersonen zu respektieren.

Wieder andere Eltern haben Schuldgefühle, weil sie viel arbeiten oder anderweitig beschäftigt sind und darum wenig Zeit mit ihren Kindern verbringen. Sie wollen dann, dass die Zeit, die ihnen mit ihren Kindern bleibt, ausschließlich „positiv" ist. Darum vermeiden sie es, Nein zu sagen oder ihren Kindern etwas zu verbieten, weil das zu Wut, Frustration oder Streit führen könnte. Diese Eltern hoffen, dass ihre Kinder lernen, verantwortungsbewusst zu sein, weil die Eltern es ihnen vorleben – auch wenn das oft weit weg von ihnen passiert und nicht wirklich beobachtet werden kann.

Es gibt auch Eltern, die in ihrer Jugend die gleichen Dinge getan haben, die ihre Teenager jetzt tun, und die ihren Kindern darum keine Grenzen setzen wollen. „Solange es nur Cannabis ist ..." „Ich habe in dem Alter auch zu viel getrunken, und es hat mir nicht geschadet." Dabei vergessen sie leider, dass diese Verhaltensweisen heute riskanter sind als damals und dass sie auch damals schon nicht ungefährlich waren.

Und dann gibt es die Eltern, die einfach aufgegeben haben, weil sie das Gefühl haben, dass ihre Kinder sich sowieso nicht ändern werden.

All diese Eltern haben sich aus unterschiedlichen Gründen entschlossen, ihre Kinder nicht wirklich zu erziehen, sondern ihnen beim Aufwachsen zuzuschauen. Es gibt immer wieder Kinder, die der Herausforderung, sich selbst zu erziehen, gewachsen sind und es ohne große Probleme durch die Teenagerjahre schaffen. Aber die meisten Kinder, die so aufwachsen, haben oft bis ins Erwachsenenalter viele Probleme mit sich selbst, ihrem Leben und ihren Beziehungen.

4. Eltern als Berater

Dieser Erziehungsstil ist ideal, um Jugendlichen den Weg ins Erwachsensein zu ebnen. Beratereltern stecken klare, immer weiter werdende Grenzen, innerhalb welcher sich die Kinder frei bewegen können. Berater glauben, dass Kinder und Jugendliche am besten lernen, wenn sie in ihrem Leben viele Entscheidungen treffen und dann mit den Konsequenzen leben müssen. Beratereltern helfen ihren Kindern dabei, die negativen und positiven Konsequenzen einer Entscheidung gegeneinander abzuwägen. Letztendlich lassen sie die Jugendlichen dann aber ihre eigene Entscheidung treffen. Natürlich gibt es daneben auch Entscheidungen, bei denen sich die Eltern das letzte Wort vorbehalten, vor allem dann, wenn es um die Sicherheit des Jugendlichen oder anderer Menschen geht, oder wenn mögliche Konsequenzen letztendlich die Eltern mehr treffen würden als den Jugendlichen. Wenn eine von dem Jugendlichen selbst getroffene Entscheidung negative Konsequenzen hat, können die Eltern ihm helfen, damit umzugehen, ohne ihn davor zu retten. Anstatt ihren Kindern zu sagen, was sie tun müssen, weisen sie nur auf die Vor- und Nachteile bestimmter Entscheidungen hin und akzeptieren dann den Beschluss der Jugendlichen: „Wenn du dein Zimmer nicht aufräumst, wirst du kein Taschengeld haben, um am Wochenende mit deinen Freunden ins Kino zu gehen." Wichtig ist dabei, dass dies nicht als Drohung formuliert ist, sondern als Ratschlag. Wenn die Jugendlichen ihre Entscheidung getroffen haben, ihnen die Konsequenz aber nicht gefällt, dann zeigen Beratereltern ehrliches Mitgefühl (ohne sarkastisch oder ironisch zu werden, eine Strafpredigt zu halten oder „Hab ich dir doch gleich gesagt" folgen zu lassen): „Es tut mir wirklich leid, dass du diese Woche kein Geld fürs Kino hast. Vielleicht könnt ihr nächste Woche gehen."

Berater machen Vorschläge und teilen ihre Beobachtungen mit: „Als ich mit dem Rauchen anfing, hat das meine Freundschaften beeinflusst. Ich nehme an, dass du darüber nachgedacht hast, wie deine Entscheidung, das Rauchen anzufangen, deine Freundschaften beeinflussen wird." „Es scheint so, dass dir dein Schulabschluss weniger wichtig ist, als deine Beziehungen." „Mir hilft es manchmal, die Vor- und Nachteile einer Entscheidung aufzuschreiben, bevor ich die Entscheidung treffe."

Die größte Herausforderung für viele Eltern ist es, mit den Fehlern und schlechten Entscheidungen ihrer Kinder zu leben. Wenn sie sehen, dass ihr Kind unglücklich ist, überlegen sie sofort: „Was kann ich machen, um diesen Fehler zu reparieren?", anstatt ihr Kind zu fragen: „Was wirst du jetzt tun, um dein Problem zu lösen?"

Gute Berater stellen viele Fragen. Gute Fragen helfen Jugendlichen, gute Antworten zu finden. Drohungen, Predigten und Besorgnis nutzen oft wenig, um Jugendliche dazu zu bringen, gute Entscheidungen zu treffen. Wenn eine Mutter sagt: „Du musst zur Schule gehen und einen Abschluss machen, wenn du im Leben etwas erreichen willst", dann kann der Jugendliche leicht sagen: „Mach dir keine Sorgen, Mutti, ich krieg das schon hin", ohne dass er sich wirklich Gedanken darüber machen muss, was die Konsequenzen seines Verhaltens sein werden. Wenn die Mutter sagt: „Was wirst du tun, wenn die Lehrstelle, die du dir ausgesucht hast, an deinen Freund geht, weil der jeden Tag zur Schule gegangen ist und du nicht?", dann wird es schwerer für den Jugendlichen, das Problem zu ignorieren – natürlich nur, wenn die Mutter an dieser Stelle tatsächlich aufhört zu reden und nicht anfängt, die Frage selbst zu beantworten.

Sarkastische, ironische oder anklagende Fragen funktionieren nicht. Jugendliche machen dann einfach zu und tun oft genau das, was ihren Eltern am meisten wehtut. Ehrliche Anteilnahme und Neugier führen dagegen oft zu offenen Gesprächen und helfen Jugendlichen, sich mit den wirklich wichtigen Fragen des Lebens auseinanderzusetzen.

Fast alle Aussagen lassen sich als Fragen formulieren. Verlangen Sie nicht, dass Ihr Kind Ihnen gehorcht, sondern bringen Sie zur Sprache, was Sie erwarten. Anstatt zu sagen: „Du musst ...!", fragen Sie: „Was denkst du, erwarte ich in dieser Situation von dir?"

Anstatt Verbote auszusprechen, fragen Sie, wie Ihr Kind mit den Konsequenzen umgehen wird. Nicht „Du darfst nicht ...", sondern: „Wie wirst du damit umgehen, wenn ...?" oder „Wie wirst du dafür bezahlen, wenn ...?"

Zum Schluss noch ein paar Fragen an Sie als Eltern: Welcher Erziehungsstil fällt Ihnen am leichtesten? Welchen Erziehungsstil benutzten Ihre Eltern? Was würden Sie ändern müssen, um ein „Berater" zu werden? Wann fällt es Ihnen besonders schwer, Ihrem Kind nicht mit dem Hubschrauber zu Hilfe zu kommen oder als Offizier die Kontrolle zu übernehmen? Was werden sie tun, um Ihrem Kind dabei zu helfen, sich zu einem selbstständigen, verantwortungsbewussten und selbstbewussten jungen Menschen zu entwickeln?

Die Tatsache, dass Sie dieses Buch gelesen haben, zeigt, dass Sie das Beste für Ihr Kind wollen. Jetzt setzen Sie Ihre guten Vorsätze in die Tat um und ändern das, was Sie ändern können. Wenn Ihr Teenager trotzdem keine anderen Verhaltensweisen zeigt, dann haben Sie den Mut und zeigen Sie echte Stärke, indem Sie professionelle Hilfe in Anspruch nehmen.

Viel Erfolg!

Erfolgserlebnisse

Erfolgsgeschichten der Naturtherapie

Funktioniert diese Therapieform überhaupt? Wissenschaftler haben versucht, den Erfolg von Natur- und Abenteuer-Therapieprogrammen zu messen. Die Ergebnisse zeigen, dass diese Programme das Leben der meisten teilnehmenden Jugendlichen und ihrer Familien verbesserten und oft sogar zu langfristigen Veränderungen führten. Im Allgemeinen sagten 80 Prozent der Eltern nach Abschluss des Programms, dass sich ihre Kinder positiv verändert hätten. Sechs Monate nach Beendigung des Programms berichteten 50 bis 60 Prozent der Teilnehmer, dass sich ihr Leben verbessert hätte und dass sie kaum noch Probleme hätten. Nach einem Jahr stieg diese Zahl auf 70 bis 80 Prozent an. Anscheinend mussten einige der Jugendlichen noch einmal ausprobieren, ob sich die Veränderungen wirklich lohnten. Die meisten konnten den alten Lebensstil dann aber nicht wirklich genießen und kehrten nach einem Rückfall in ihr altes Verhalten dann doch auf die neue Bahn zurück. Die 20 Prozent, die keine Veränderung bemerkten, fielen normalerweise in eine der folgenden drei Kategorien:

1. Sie hatten psychologische Probleme, die mit Medikamenten behandelt werden mussten.

2. Sie waren fast 18, hatten eine recht eingeschliffene Persönlichkeitsstörung und keine Motivation, sich zu ändern.

3. Ihre Eltern nahmen nicht an der angebotenen Familientherapie teil oder waren nicht bereit, sich ebenfalls zu ändern.

Natürlich sind die Jugendlichen nicht perfekt, wenn sie nach Hause kommen. Sie haben viel gelernt und viel nachgedacht. Jetzt müssen sie das Gelernte in die Tat umsetzen, und das ist oft sehr viel schwerer als erwartet. Nach fünf Wochen in der Natur ist es recht leicht zu sagen, dass man nie wieder Drogen nehmen will – und das auch ernst zu meinen. Aber wenn man dann zu Hause schlechte Laune hat, die Eltern einem das Internet gestrichen haben, weil man eine fünf in Mathe hatte, und die Freundin gerade mit einem Schluss gemacht hat, dann ist es sehr viel schwerer, am Haus des kiffenden Freundes vorbeizulaufen und Nein zu sagen. Jugendliche müssen da leider oft noch ein paarmal in alte Verhaltensmuster zurückfallen, bis sie sich wirklich sicher sind, dass es auch anders geht.

Jugendlichen, die sofort nach ihrer Rückkehr eine Nachbetreuung anfangen, fällt es am leichtesten, die hart erarbeiteten Veränderungen beizubehalten. Die Nachbetreuung kann daraus bestehen, dass sie sich einmal wöchentlich mit einem Therapeuten treffen, dass sie an einer Familientherapie teilnehmen, dass sie in einer Wohngruppe leben oder dass sie an einer intensiven Gruppentherapie teilnehmen. Auch Eltern profitieren von einer begleitenden Nachbetreuung. Denn auch für sie ist es weit weg von zu Hause leicht, zu sagen, dass sie besser zuhören, mehr Zeit mit ihrem Kind verbringen und aufhören werden, herumzubrüllen, wenn der Jugendliche einen Fehler macht. Im Stress des Alltags fällt es dann auch den bemühtesten Eltern oft schwer, sich tatsächlich anders zu verhalten.

Nach Abschluss eines Therapieprogramms sagen viele der Jugendlichen, dass sie zielorientierter sind, regelmäßig zur Schule gehen und ihre Gefühle besser im Griff haben. Die Fortschritte, die sie auf der Beziehungsebene gemacht haben, sind oft weniger leicht beizubehalten. In der Wildnis kann man sich viel Zeit dafür nehmen, Beziehungen zu pflegen und Konflikte zu lösen. Betreuer und Therapeuten sind ständig da, um bei der Kommunikation zu helfen. Die Jugendlichen sind oft voneinander abhängig, um zu überleben, ein warmes Essen im Bauch zu haben oder ihre Aufgaben zu erledigen. Zurück in der „Zivilisation" sind Beziehungen meist komplexer und komplizierter. Man kann sich nicht immer die Zeit nehmen, Konflikte sofort anzusprechen. Im Allgemeinen sind die Mitmenschen dazu auch weniger bereit. Darum fallen die Jugendlichen manchmal zurück in aggressives und respektloses Verhalten gegenüber Eltern, Autoritätspersonen und Mitschülern. Eine Nachbetreuung, die diese zwischenmenschlichen Fähigkeiten fördert, ist darum besonders hilfreich.

Im Allgemeinen scheinen Jugendliche, die an Natur- und Erlebnistherapien teilnehmen, schnellere und langfristigere Fortschritte zu machen als Jugendliche, die an eher traditionellen Therapien teilnehmen.*

Zum Abschluss noch einige persönliche Berichte von den Jugendlichen und Eltern, die durch *Teenager außer Kontrolle* an einem Natur- und Erlebnis-Therapieprogramm teilgenommen haben. Sie beschreiben in eigenen Worten, wie sie die Therapie erlebt haben und wie es ihnen danach ergangen ist.

* Quellen:
Mentor Research Institute (MRI). Michael G. Conner, Psy.D., 2007, National Psychologist
Catherine Freer Wilderness Therapy Programs. www.cfreer.com
Aspen Education Group Programs. www.aspeneducationgroup.com
OBHRC study, www.obhrc.org
Marx, J. D. (1988). An outdoor adventure counseling program for adolescents. Social Work, 33, 517-520.
Hans, T. A. (2000). A meta-analysis of the effects of adventure programming on locus of control. Journal of Contemporary Psychotherapy, 30, 33-52.

Die Mutter von Simon (17) aus der ersten Staffel berichtet von der Zeit nach dem Programm:

Mit viel Freude und Stolz, aber auch Ängsten fuhr ich mit Simon zurück nach Berlin. Amerika war aufregend und bereichernd. Ich hatte gesehen, was Simon alles leisten kann und neuen Mut gefasst für das Leben danach.

Simons neues Leben in Bielefeld begann schon 3 Tage nach der Rückkehr. Er wohnte bei einer Tante und ging in eine soziale Einrichtung für ein Praktikum. Ich begleitete ihn und er wurde sehr herzlich empfangen. Nach kurzer Zeit hatte er auch seine erste Freundin, und in mir wuchs die Zuversicht, dass Simon seinen Alltag auch ohne Drogen leben könne.

Der Absturz kam im Sommer 07. Ich hatte Simon mein Auto geliehen, während ich im Urlaub war. Kam zurück und fand meinen Sohn in meiner Wohnung mit Freunden kiffend vor.

Obgleich wütend und verletzt, weil er mein Vertrauen missbraucht hat, versuchte ich ihn in Gesprächen zu überreden, sich auf eine Therapie einzulassen. Ich fühlte mich ausgenutzt und an der Nase herumgeführt.

Zu dieser Zeit besuchte ich immer noch die Elternkreise 1x wöchentlich. Fand dort Halt und Unterstützung.

Simons Vater und ich einigten uns darauf, dass wir Simons Schulbesuch (damit er das Abitur nachholen konnte) nur unterstützen würden, wenn er sich auf regelmäßige Drogentests einlassen würde. Simon musste diese innerhalb einer Woche, nachdem wir ihn darum baten, durchführen. Simon ließ sich darauf ein.

Bislang war jeder Test negativ und die schulischen Leistungen sind relativ gut. Er besucht jetzt die 12. Klasse und muss doch sehr kämpfen, aber ich unterstütze ihn so weit wie möglich in dem Wunsch doch noch das Abitur zu erlangen.

Gleichzeitig habe ich verstanden, dass Menschen mit einer Suchterkrankung in schwierigen Situationen immer gefährdet sind, und ich mich klar dazu verhalten muß.

Marvin (18) aus der 1. Staffel:

Mein Leben hat ca. an meinem 16. Lebensjahr angefangen, sich zu verändern. Ich habe mit der Zeit immer wieder und immer mehr falsche Freunde kennengelernt. Es waren Freunde, mit denen man ausschließlich gut Party machen konnte, gab es aber Probleme, waren sie nie für einen da. Ich habe angefangen, Alkohol zu trinken. Erst nur mal hin und wieder und ein bisschen, daraus wurden Massen. Auf jeder Party mehr. Es geriet außer Kontrolle. Ich dachte, meine Sorgen, mein Kummer und meine Probleme gehen so weg. Ich fing an, die Schule zu schwänzen, war aggressiv zu meiner Umwelt, vor allem aber zu meiner Mutter. Am Ende kam ich mit mir selber nicht mehr klar. Ich fühlte mich von allen ungeliebt – je mehr Frust ich hatte, desto mehr habe ich getrunken. Meine Zukunft war mir egal. Für mich gab es nur hier, jetzt und heute. Es wurde so schlimm, dass mich meine Mutter rausschmeißen wollte, nachdem ich sie im Suff mit einer Pistole bedroht habe.
Die Therapie hat für uns alle hart begonnen. Es gab den Steinkreis. Während dieser Phase hatten wir viel Zeit, über uns, unser Leben, die Vergangenheit, aber auch die Zukunft nachzudenken. Vor allem wichtig und positiv war, dass die Betreuer und Therapeuten zu jeder Zeit für uns da waren. Sie haben uns zugehört, wir konnten ihnen all unsere Sorgen erzählen, sie haben versucht, uns zu verstehen. Man hat angefangen, nach den Ursachen zu suchen, aber auch für die Zukunft Lösungen zu finden. Hinzu kam der Umgang mit den Tieren. Er war sehr wichtig, wir mussten anfangen, Verantwortung für andere zu übernehmen. Dass wir nicht in Deutschland und weit weg vom Alltag waren, hat mir sehr geholfen, mich auf das zu konzentrieren, was wirklich wichtig war. Der Steinkreis war vom Sinn her gut, aber am Anfang habe ich mich sehr erschrocken, denn ich habe mich hilflos gefühlt und wusste nicht, wie ich mit der Situation umgehen soll.

Natürlich hat mich die achtwöchige Therapie in Amerika nicht zu einem komplett neuen Menschen gemacht. Es wurden mir viele Möglichkeiten gezeigt, wie ich mein Leben in den Griff bekommen kann. Zurück im Alltag war ich der Meinung, nach zwei Monaten ohne Alkohol sei ich „geheilt". Aber ich war es nicht. Ich bin erneut in ein Loch gefallen, habe getrunken. Es waren nicht die Massen wie vorher, aber es war Alkohol. Ich habe im Suff einige blöde Sachen gemacht, für die ich heute noch einen Preis bezahle. Zwei Monate nach der Therapie habe ich meine heutige Freundin kennengelernt. Wir sind im Grunde total verschieden, raufen uns aber immer wieder zusammen. Im Laufe der Zeit habe ich noch viele Fehler gemacht, die ich heute sehr bereue! Seit Anfang 2008 trinke ich keinen Schluck mehr. Ich hatte nur noch die Wahl zwischen der Sucht und meiner Familie. Ich habe mich für die Familie entschieden, darauf bin ich sehr stolz. Heute weiß ich, dass ich in meinem Leben viele Fehler gemacht habe, aber ich habe daraus gelernt. Seit 18 Monaten lebe ich mit meiner Freundin und unseren Tieren zusammen. Mit meiner Mutter verstehe ich mich prima. Wir wohnen in einem Haus in verschiedenen Wohnungen. Jeder lebt sein Leben, aber trotzdem teilt man es. Wir können uns wieder vertrauen und uns in den Arm nehmen. Vor der Therapie war daran nicht zu denken. Es war ein ständiger Kreislauf: Alkohol – Aggression – Streit ...

All dies gibt es in meinem Leben nicht mehr dank Annegret, dem ganzen Team in den USA und meiner Familie, die ich sehr liebe! Danke!

144

Stacy (17) aus der 2. Staffel:

Als ich nach Oregon kam und uns gesagt wurde, wie die zwei Monate verlaufen werden, was wir dürfen und was nicht, da war ich erst mal geschockt. Alle wurden von mir gehasst, am meisten Mutti.

Ich sah ja auch nicht mal ein, dass ich selber dran schuld war, dass ich in dieses Camp musste oder dass es nötig war. Ich hatte darauf echt keinen Bock. Mich an Regeln zu halten, mich lenken lassen, das wäre mir nicht mal annähernd in den Sinn gekommen. Wozu, war doch alles richtig, wie ich mein Leben lebte. Schlagen, Schwänzen, alle mit meiner Art und Weise zu tyrannisieren und mein Leben zu versauen war doch o.k. Die anderen waren ja an meinem Verhalten schuld.

Die größte Krise habe ich geschoben, als uns gesagt wurde, wir dürfen weder rauchen noch mit den anderen Jugendlichen reden, und vor allem darüber, in der Wüste zu hausen. Ich kam mir vor wie im Knast, wie ein Schwerverbrecher.

Nach ca. acht Stunden Fahrt durch die Wüste war ich richtig fertig mit den Nerven. Dann kamen auch noch Marlies und Dan an und wollten meinen Protest stoppen. Na ja, nicht mit mir, dachte ich mir, das können sie ja machen, ich rühr hier keinen Finger. Aber jeglicher Widerstand von mir war letzten Endes zwecklos. Blieb mir ja sowieso nichts anderes übrig.

Am nächsten Tag wurde uns dann gezeigt, wie wir unsere Rucksäcke richtig packen und wie wir unser Essen machen. Ich fühlte mich voll verarscht von allen, merkte allerdings schnell, dass jeder Widerstand zwecklos war. Und so versuchte ich, die zwei Monate schnell rumzubekommen. Es war eine schwierige Zeit, und jeder, der behauptet, sie war einfach, liegt falsch – es war ein hartes Stück Arbeit, ein harter Weg.

Unsere ersten drei Wochen verbrachten wir nur in der Wüste, ohne Familie und Freunde, ohne Drogen jeglicher Art – ob legale Drogen wie Zigaretten und Alkohol oder illegale Dogen wie

Crack, Speed etc. Bei Hitze am Tage und Kälte in der Nacht. Jeden Tag früh aufstehen, Essen kochen, Rucksack packen und loswandern. Abends kamen wir dann endlich in unserem neuen Lager an. Allerdings dachte man so viel nach, warum, wieso, weshalb das alles so sein muss. Mit der Zeit kam auch die Einsicht, dass es doch nicht alles richtig war, wie ich mein Leben lebte und dass, wenn man sich an Regeln gehalten hätte, man ja nicht in der Wüste wäre.

Ich dachte Mama wolle mir Böses, weil sie mich ja nach Oregon schickte, doch dann kam der erste Brief unserer Eltern. In dem schrieb mir Mama:
„Die Entscheidung, dich nach Oregon zu schicken war für mich nicht leicht, doch ich wusste nicht mehr weiter. Ich will nicht zusehen müssen, wie du dir dein Leben verbaust. Stacy, diese Entscheidung traf ich, weil ich keinen anderen Weg mehr sah, dich auf den richtigen Weg zu bringen, und ich will dich auch nicht später im Knast besuchen müssen, nur weil du in deiner Wut jemanden töten könntest. Ich kann nicht zusehen, wie du die Familie zerstörst. Ich weiß, dich nach Oregon zu schicken war die richtige Entscheidung, und auch wenn du viele Probleme machst, liebe ich dich nicht weniger als deine Geschwister. Ich liebe dich genauso, und deswegen hab ich dich nach Oregon geschickt, weil ich dich liebe."

Nach diesem Brief machte es erst mal klick bei mir. Ich kann so nicht mehr weiterleben, und mit Annegrets Hilfe erkannte ich die Ursache meiner Probleme. Die Erinnerungen an meinen Vater, der nie für mich da war, der sich nicht für mich interessierte, hat diese Wut in mir geweckt.
Und somit kamen immer mehr und mehr Fragen und Antworten an mich selbst. Wenn ich meinem Vater nicht verzeihen würde, würde ich immer diese Wut in mir haben, immer schnell ausrasten bei Verlusten.

146

Und dann endlich, ein paar Tage später, kam der Tag, an dem wir – leider nicht alle – endlich unsere Eltern trafen. An einem Haus in der Wüste. Ich weiß noch ganz genau, wie es war, Mama und Andreas zu sehen, schon fast mit anderen Augen. Wie alle Eltern da standen. Mama weinte. Ich war noch nie so froh, Mama zu sehen. Und dann sagte jemand: „Ihr dürft jetzt zu euren Eltern." Und alle, die ihre Eltern sehen durften, rannten. Nach bestimmt acht Jahren hat Mama mich das erste Mal wieder in den Arm genommen und sagte mir immer wieder, sie liebt mich, und es tut ihr leid. Dann gingen wir alle ins Haus. Wir bekamen schon Tage zuvor die Aufgaben, um uns auf das Elterntreffen vorzubereiten, Geständnisse abzugeben und zu sagen, was und wie wir alles besser machen wollen. Und als der Tag sich dem Ende zuneigte, mussten wir uns verabschieden – es war ein komisches Gefühl.

Die nächsten fünf Wochen verbrachten wir mit Klettern, Holz hacken, durch die Canyons wandern, Raften und Reiten. In den letzten Wochen bestand unsere Pflicht darin, Feuer zu machen, sich auf das Leben zu Hause vorzubereiten, Elternbriefe zu lesen und zurückzuschreiben, Ängste zu überwinden etc. ... Nur leider vergingen diese fünf Wochen zu schnell nach meiner Meinung. Ich bekam irgendwie Panik am letzten Abend, als wir in unserer abendlichen Gruppe saßen und alle wussten, dass es das letzte Mal sein wird – wir von da an auf uns alleine gestellt sind. Die Angst war groß, zu Hause zu versagen, rückfällig zu werden.

Am nächsten Tag ging's los, und die Angst wurde immer größer. Als wir unsere Sachen abgaben, in den Bus stiegen und losfuhren, war mir erst wirklich klar, jetzt ist es vorbei hier.

Der Abschied von den anderen fiel mir schwer ...
... denn nun muss ich alleine weiter.

Seit ich wieder in Deutschland bin, ist vieles anders als zuvor. Ich ging täglich zu meiner Berufsvorbereitungsmaßnahme, täglich zur Berufschule, gehe jetzt zur Arbeit und schlage mich nicht mehr. Wenn alles klappt, bekomme ich meine Lehre und meine Wohnung bekomme ich auch.

Natürlich war nicht alles einfach, ich kam ja nicht als neuer Mensch zurück, ich kam als veränderter Mensch zurück, der sich erst festigen muss in seiner Entwicklung.

Es war nicht immer leicht, oft war ich kurz vorm Verzweifeln, denn ich hatte Rückfälle – zwar kleine, aber es waren Rückfälle, bei denen ich meine Mutter angeschrien habe und es fast so weit gebracht habe, rausgeschmissen zu werden. Aber insgesamt hat sich meine ganze Denkweise schon umgekrempelt. Ich denke vernünftiger, reifer und erwachsener. Nun bin ich seit einen Jahr zurück und habe viel erreicht.

Wenn ich mir überlege, dass ich früher vor Problemen weggerannt bin und mich verkrochen habe, kann ich heute sagen, dass ich mich meinen Problemen stelle, sie begutachte und dann bearbeite.

Leider konnte ich nur noch nicht mein Borderline in Angriff nehmen, da ich dafür stationär behandelt werden müsste und ich erst die Ausbildung beenden will.

Ich empfehle jedem das Programm für Teenager außer Kontrolle, denn es ist sehr hilfreich, wenn man sich helfen lassen will und sein Leben ändern will. Mein Traum ist es seitdem, als Streetworker zu arbeiten, und das anderen Jugendlichen weiterzugeben, was mir gegeben wurde.

Pascal (17) aus der zweiten Staffel:

Hallo, ich bin der Pascal. Mein Leben vor Teenager außer Kon-trolle *sah so aus: Ich bin auf die falsche Bahn gekommen mit Drogen wie Gras, Speed und Pillen und hatte viele Probleme zu Hause mit meiner Familie – und auch mit der Polizei. Ich bin wegen BTM ein Wochenende ins Gefängnis gekommen. Ich hat-te kein Respekt vor anderen.*

Während des Programms habe ich gelernt, mit mir selbst und mit Menschen in meiner Umgebung klarzukommen. Über mich selbst habe ich auch viel gelernt. Ich hab ein paar Tricks gelernt, wie ich besser mit meiner Wut und meinem Hass umgehen kann. Am Anfang fand ich es saudumm, dort hinzugehen, aber als ich dort war, habe ich gemerkt, dass es doch hilft, über Probleme zu reden, um mit ihnen klarzukommen. Ich fand es sehr schwer, ohne Dro-gen klarzukommen. Die Hitze war schlimm und die Muskeln ta-ten mir beim Wandern weh, aber nach ein paar Tagen lief es viel besser. Ich fand es sehr gut, über meine Probleme zu reden. Es tat sehr weh, aber ich musste die Probleme los werden.

Nach dem Programm:
Am Anfang lief es alles gut, aber dann hatte ich einen Rückfall. Ich hatte herausgefunden, dass ich meinen Abschluss doch nicht nachholen konnte, da war ich sauer. Meiner Mutter habe ich es erst nicht gesagt, erst als ich einen Drogentest machen musste. Sie fand es nicht so toll, dass ich wieder gekifft hatte. Aber jetzt läuft es viel, viel besser. Ich kann jetzt meinen Abschluss nachho-len, und es macht mir Spaß, wieder in die Schule zu gehen. Ich habe auch schon 3 Mathearbeiten geschrieben – und einmal eine 1 und zweimal eine 2 bekommen. Hab mich voll darüber gefreut. Jetzt mache ich Praktikum und dann eine Ausbildung. Ich habe angefangen, mit Kickboxen, das hat auch geholfen.

Vivien (15) aus der 2. Staffel:

Anfangs habe ich mich gegen das Programm gestellt und war nicht damit einverstanden. Aber nach ner Zeit habe ich gemerkt, dass die Leute ganz cool sind und es auch Spaß machen kann! Und habe mir dann selbst versprochen, das Ganze durchzuziehen, was auch eine gute Entscheidung gewesen ist! In diesem Programm habe ich gemerkt, dass ich wirklich Scheiße gebaut habe, und darüber nachgedacht, wie ich diesen ganzen Mist wiedergutmachen kann.

Das, was nicht so gut geklappt hat für mich – ich bin heute noch ziemlich schnell provozierbar und raste noch sehr schnell aus, was ich in manchen wenigen Situationen aber auch mal im Griff habe! Und das, was auch zurzeit noch nicht so gut klappt, ist, dass ich viel mit dem Gericht zu tun habe.

Mittlerweile habe ich auch mit der Schule wieder angefangen und werde jetzt meinen Hauptschulabschluss nachholen! Mit meinen Eltern versteh ich mich auch besser. Ab und zu gibt es halt auch noch Situationen, in denen wir uns ziemlich heftig streiten, aber das renkt sich meist nach ner Zeit wieder ein, und wir können wieder vernünftig miteinander reden, was meist eigentlich gut klappt. Es gibt aber auch Tage, an denen ich dem Streit aus dem Weg gehe!

Im Grunde genommen bin ich sehr stolz darauf, das ganze Programm mitgemacht zu haben und auch froh darüber, dass ich es mitmachen durfte. Es war wirklich eine Chance für mich, zu merken, dass ich Fehler gemacht habe und sie auch wiedergutmachen kann bzw. konnte!

Aber ich weiß auch, dass ich nicht nur allein dran schuld war, dass ich so gewesen bin bzw. manchmal auch heute noch bin, sondern auch meine Eltern. Eltern müssen sich auch ändern, was meine manchmal nicht getan haben, und dann habe ich mich gefühlt, als wäre ich nur abgeschoben worden und mehr nicht!

Also, im Ganzen klappt es zu Hause wieder größtenteils gut, auf jeden Fall besser als vor dem Programm, und mir geht es auch wieder besser mit der ganzen Situation, wie sie jetzt ist!

Andreas (16) aus der zweiten Staffel:

Andreas und seine Familie wussten, dass er nach Abschluss des Programms eine Nachbetreuung brauchte. Darum kehrte er nach ein paar Wochen in Deutschland nach Amerika zurück und verbrachte drei nicht immer einfache Monate auf einer Maultierranch in Oregon. Es gefiel ihm dort so gut, dass er sich entschloss, ein ganzes Jahr dort zu verbringen und den amerikanischen Highschool-Abschluss zu machen. Er ist jetzt seit August 2008 wieder in Oregon und besucht dort die Schule. Hier ein Bericht seiner Mutter:

Ich war sehr, sehr aufgeregt und ich freute mich sehr darauf, Andreas nach den neun Wochen wiederzusehen. Ich war zwar auch unsicher, da ich nicht wusste, was mich erwartet, jedoch mein primäres Gefühl war Freude und Aufregung. Als ich dann Andreas das erste Mal auf dieser Lichtung sah, ihn umarmte, ihm in die Augen guckte, war ich sehr, sehr glücklich und berührt, denn ich wusste schon da, dass Andreas wieder zurück ist, dass er einen neuen Weg eingeschlagen hat. Er strahlte erstmalig seit Langem wieder Lebensfreude, Neugier und Offenheit aus. Alles war gut. Die Art, wie er sprach, wie er guckte, wie er auf Menschen zuging – das alles hat mich jedes Mal wieder aufs Neue überrascht, denn so kannte ich ihn vorher leider nicht mehr. Es dauerte einige Zeit, bis ich dem vertrauen konnte – die Verletzungen, die er mir häufig verbal zufügte, die Ängste, die Sorgen, die ich wegen ihm hatte, all das hatte tiefe Spuren in mir hinterlassen. Das Vertrauen musste erst wieder aufgebaut werden. Und so war es dann auch, sodass ich alles, was Andreas tat und sagte, vor allem wie er es sagte und machte, so genoss. Es überraschte mich immer wieder, wie offen und weich er war, und trotzdem blieb da anfangs noch die Angst, er könnte jederzeit ausrasten, ins alte Muster zurückfallen etc. ... Andreas hat mich jedoch eines Besseren belehrt, und ich bin sehr stolz auf ihn und auf uns – gemeinsam haben wir wieder gegenseitiges Vertrauen aufgebaut und eine gute Basis geschaffen, um den weiteren Weg gut gemeinsam zu bewältigen. Heute guck ich mit großer Erleichterung zurück – es ist nun ein Jahr her, und inzwischen rückt diese schwierige Zeit immer weiter in die Ferne. Manchmal ist es schon so, dass ich es kaum noch glauben kann, wie Andreas beinahe sein junges Leben wegschmiss und nun mit Sicherheit im Knast säße. Schön, dass wir diese Chance hatten und vor allem, dass Andreas sie nutzte und auch weiter nutzt.

Andreas ist mittlerweile zurück in Oregon und fühlt sich weiterhin wohl auf der Ranch, geht in Crane zur Schule, hat dort zwar einige Schwierigkeiten – aber nur mit den Fächern, nicht sozial. Alle geben sich jedoch viel Mühe, und es gibt einige Fächer, in denen er durchaus gut mitkommt wie zum Beispiel Mathe oder Englisch. Andreas gefällt es in der Schule gut – bzw. den Umständen entsprechend gut, wie er sagt, denn Schule ist und bleibt einfach nicht so sein Ding. Ich telefoniere natürlich regelmäßig mit Andreas – es macht viel Freude, ihn zu hören, er plaudert in einer Tour, hat viel zu erzählen, hauptsächlich von den Mulis. Reiten und alles, was dazugehört, entwickelt sich immer mehr zu seiner Lieblingsbeschäftigung. Er scheint ein guter Reiter zu sein, war mit Warren schon auf verschiedenen Turnieren und hat auch gute Plätze erzielt. Jedenfalls möchte Andreas gerne auch hier in Deutschland was mit Pferden machen. Ich werde mich jetzt mal umgucken, was es so gibt. Endlich hat er ein Hobby, ein Ziel, wer weiß, vielleicht gibt's irgendwo einen Ausbildungsplatz als Pferdewirt oder Reiter oder Ähnliches für ihn. Was er nicht so gut findet, ist, dass er wegen allem und jedem um Erlaubnis fragen muss. Er sagte mir beim letzten Telefonat, dass er oft so behandelt wird, als ob er noch „behandlungsbedürftig" wäre, sprich wie die Ju-

gendlichen, die zum Camp müssen. Das gefällt ihm nicht so gut, er möchte auch mal gerne spontan was mit seinen Schulfreunden machen – ohne jedes Mal auf das O.K. von der höheren Instanz zu warten. Es gibt auch öfters mal „Weekend Treks" – zu denen Andreas dann abgeholt wird und mit anderen Jugendlichen mit Zelt etc. unterwegs ist. Gefällt ihm auch ganz gut, aber auch hier wird geguckt, dass er nicht abhaut etc. Aber Andreas ist weit davon entfernt, so was zu tun. Nun denn, ich denke, das ist halt der Preis, den er zahlen muss ... dafür, dass er in der Vergangenheit so war, wie er war. Trotzdem ist seine Grundstimmung nur positiv – er ist fröhlich, freudig, wach und lebendig. Es ist eine wahre Freude, mit ihm zu telefonieren. Und ich vermisse ihn manchmal sehr.

ANHANG

Praktische Tipps und Hinweise

Auf den folgenden Seiten finden Sie zusammengefasst noch einmal viele praktische Tipps und Hinweise, um den Umgang und die Kommunikation mit Ihrem Teenager zu verbessern.

Die Familiensitzung

Harmonische Familien nehmen sich jede Woche ein bisschen Zeit, um Probleme zu diskutieren, Lösungen zu finden und miteinander Spaß zu haben. Eine typische Familiensitzung würde folgendermaßen aussehen:

1. Bestimmen eines Leiters:
Der Leiter sorgt dafür, dass jeder zu Wort kommt, dass alle beim Thema bleiben und dass die Diskussion sich um Lösungen dreht. Diese Rolle sollte jede Woche von einem anderen Familienmitglied übernommen werden. Kinder können mit Unterstützung der Eltern im Alter von sechs bis sieben anfangen, die Rolle des Leiters zu übernehmen.

2. Wer schreibt mit?
Alle Entscheidungen, Lösungen und Erwartungen werden jede Woche in ein Tagebuch geschrieben. Wenn es dann Fragen gibt, kann man sich auf diese Aufzeichnungen berufen und Streitigkeiten vermeiden.

3. Dauer des Treffens
Familiensitzungen sollten zwischen 30 und 45 Minuten lang sein. Danach wird es vor allem jüngeren Kindern schwerfallen, still zu sitzen und aufzupassen.

4. Erwartungen bezüglich des Treffens:
Zuhören, zuhören, zuhören! Nacheinander reden. Nicht unterbrechen. Es redet niemals mehr als eine Person. Verstehen bedeutet nicht, einverstanden zu sein. Respekt. Körpersprache. Aufmerksamkeit. Es geht darum, Lösungen zu finden. Kompromisse eingehen. Keine Schimpfwörter. Kein Runtermachen. Kein Herummotzen. Wenn Ihnen als Fami-

lie noch weitere Dinge wichtig sind, schreiben Sie diese dazu. Diese Erwartungen sollten auf der ersten Seite des Tagebuchs stehen, in dem jede Woche die Entscheidungen dokumentiert werden. Falls Familiensitzungen neu für Ihre Familie sind, könnten Sie einen Teil des ersten Treffens dazu benutzen, diese Erwartungen aufzuschreiben.

5. Komplimente

Jeder sollte wenigstens einem anderen Familienmitglied ein Kompliment machen. Versuchen Sie, so genau zu sein wie möglich: „Danke, Susi, dass du gestern, ohne daran erinnert zu werden, die Küche aufgeräumt hast." Vermeiden Sie generelle Aussagen wie: „Alle haben beim Aufräumen mitgeholfen." Fragen Sie sich: Wer hat diese Woche etwas besonders gut gemacht?

6. Ansagen und Termine

Besondere Ereignisse diese Woche? Wer muss wann wo sein? Elternsprechtag, Fußballturnier, Klavierstunde, Friseurtermin usw. Schreiben Sie alle Termine in einen Kalender, der dann für alle sichtbar aufgehängt wird.

7. Offenbarungen und Geständnisse

Dies gibt allen Familienmitgliedern die Gelegenheit, sich für etwas zu entschuldigen oder etwas zuzugeben. Zuweilen, aber nicht immer, wird ein solches Thema Gesprächsgegenstand sein.

8. Probleme, Beschwerden, Konflikte

Während des ersten Treffens beginnen Sie mit einer Liste, auf die jedes Familienmitglied Beschwerden oder Probleme schreiben kann. Diese Liste wird dann an einer Stelle aufgehängt, die für jeden erreichbar ist. Alle Familienmitglieder benutzen diese Liste, um sich ihre Probleme von der

Seele zu schreiben – mit dem Wissen, dass diese Probleme während des nächsten Familientreffens diskutiert werden.

Lesen Sie das erste Problem vor, das auf der Liste steht. Sprechen Sie über das erste Problem. Finden Sie eine Lösung, mit der alle leben können. Schreiben Sie diese Lösung auf.

Sprechen Sie über das zweite Problem ...
Und das dritte ... bis entweder die Liste zu Ende ist oder die vereinbarte Zeit. Manchmal werden Sie fünf Probleme lösen können, ein andermal nur ein einziges diskutieren und keine Lösung finden. Dann werden eben alle Probleme bis zur nächsten Woche vertagt. Es ist wichtiger, dass eine Lösung gefunden wird, mit der alle Familienmitglieder leben können, als dass alle Probleme angesprochen werden. Mit der Zeit werden viele Diskussionen einfacher und kürzer werden.

1. **Es ist wichtig,** dass diese Familiensitzungen nach der vereinbarten Zeit beendet und weitere Probleme vertagt werden. Notieren Sie diese Probleme im Tagebuch für die nächste Woche.

2. **Wann ist das nächste Treffen?** Vermerken Sie es im Kalender. Es scheint, dass dieses System am besten funktioniert, wenn sich Familien jede Woche zur gleichen Zeit treffen.

3. **Wenn die Arbeit vollbracht ist,** haben Sie Spaß miteinander. Spielen Sie ein Spiel, lesen Sie eine Geschichte, essen Sie einen besonderen Nachtisch, puzzeln Sie zusammen, machen Sie Musik oder basteln Sie etwas zusammen. Jede Woche kann ein anderes Familienmitglied diese Aktivität vorbereiten.

Bis nächste Woche.

Die Mecker-Liste

Erstellen Sie eine Mecker-Liste nach dem unten aufgeführten Schema. Diese Liste sollte für alle gut sichtbar aufgehängt werden. Jedes Familienmitglied darf seine Beschwerden eintragen. In der nächsten Familiensitzung sollte dann darüber gesprochen und eine Einigung erzielt werden.

Mecker-Liste

Name	Thema	Besprochen am	Gelöst am

Vereinbarungen zwischen Eltern und Jugendlichen

Die folgenden Vereinbarungen helfen Eltern und Jugendlichen, ihren Alltag besser zu strukturieren. Die Jugendlichen lernen, dass sich aus ihrem Handeln Konsequenzen ergeben und dass gewisse Regeln zum Alltag dazugehören. Füllen Sie den Vertrag gemeinsam mit Ihrem Teenager aus.

Schule/Ausbildung

Wie viele Tage wöchentl. wirst du zur Schule/Ausbildung gehen?

_____

Worin bestehen die Konsequenzen,
wenn du nicht zur Schule/Ausbildung gehst?

Das erste Mal?

_____

Das zweite Mal?

_____

Das dritte Mal?

_____

Was passiert in dem Fall, dass du rausgeworfen wirst?

_____

Welche Konsequenzen wird die Schule/der Ausbilder ziehen?

_____

Was passiert, wenn du deine Hausaufgaben nicht machst?

_____

Nach Hause kommen

Wann wirst du an Wochentagen nach Hause kommen?

Was passiert, wenn du an Wochentagen zu spät nach Hause kommst?

Wann wirst du am Wochenende nach Hause kommen?

Was passiert, wenn du am Wochenende zu spät nach Hause kommst?

Wie wird über Ausnahmen verhandelt?

Vorschlag:
15 Minuten Verspätung bedeuten, dass du an einem Tag nicht weggehen kannst. Eine Stunde zu spät kommen bedeutet also, dass du vier Tage nicht ausgehen kannst. Mehr als eine Stunde Verspätung bedeutet, dass du am nächsten Wochenende und vier weitere Tage nicht ausgehen kannst.

Im Haushalt mithelfen

Wie wirst du im Haushalt mithelfen – ohne dafür bezahlt zu werden, einfach nur, weil du Teil einer Familie bist? Beispiele: Babysitten, saugen, Küche oder Bad putzen, Essen kochen, Wäsche waschen, Müll rausbringen, mit dem Hund rausgehen usw.

_____

Was passiert, wenn du diese Dinge nicht tust?

_____

Kommunikation

Welche Form der Kommunikation ist nicht akzeptabel?
(Zum Beispiel Schimpfworte, Lautstärke, Drohungen usw.)

_____

Was passiert, wenn sich Familienmitglieder nicht an diese Vereinbarungen halten?

_____

Was für Mittel gibt es, Konflikte positiv zu lösen?
(Zum Beispiel Gelbe Karte, Geheimwort, Familientreffen usw.)

_____

Zimmer und Kleidung

Welche Vereinbarungen gibt es dein Zimmer betreffend?

_____

Was bedeutet „aufräumen"?

_____

Was passiert, wenn das Zimmer nicht aufgeräumt ist?

_____

Welche Vereinbarungen gibt es deine Kleidung betreffend?

_____

Welche Vereinbarungen gibt es deine Haare betreffend?

_____

Was passiert, wenn du dich nicht an diese Vereinbarungen hältst?

_____

Welche Vereinbarungen gibt es, die Tätowierungen und Piercings betreffen?

_____

Taschengeld

Wie viel Taschengeld bekommst du jede Woche?

_____

Unter welchen Voraussetzungen wird dein Taschengeld gestrichen?

_____

Falls du Schulden hast, wie viel Geld wirst du jede Woche
zurückzahlen, um deine Schulden zu begleichen?

_____

Was kannst du tun, um extra Geld zu verdienen?

_____

Fernsehen

Welche Vereinbarungen gibt es das Fernsehen betreffend?

_____

Was passiert, wenn du dich nicht an diese Vereinbarungen
hältst?

_____

Computer

Welche Vereinbarungen gibt es den Computer/das Internet betreffend?

_____

Was passiert, wenn du dich nicht an diese Vereinbarungen hältst?

_____

Telefon/Handy

Welche Vereinbarungen gibt es das Telefon/das Handy betreffend?

_____

Was passiert, wenn du dich nicht an diese Vereinbarungen hältst?

_____

Wer bezahlt die Telefonrechnung/die Handykarte?

_____

Freunde

Welche Freunde wirst du meiden, damit du nicht in alte Verhaltensmuster zurückfällst?

Welche Freunde werden dich dabei unterstützen, wenn du dich veränderst und dein Leben verbesserst?

Rückfall (Drogen/Alkohol)

Was passiert, wenn du rückfällig wirst?

Wem wirst du es zuerst erzählen?

Welche Hilfe wirst du bekommen und von wem?

Unter welchen Voraussetzungen wird es für dich nicht mehr möglich sein, zu Hause zu leben?

Welche Möglichkeiten wirst du dann in Betracht ziehen?

Beispiele von Konsequenzen

→ Es gibt kein gekochtes Essen.
→ Die Wäsche wird nicht gewaschen.
→ Das Taschengeld wird gestrichen oder gekürzt.
→ Es wird nicht mit dem Handy telefoniert.
→ Fernseher/Computer bleibt aus (Kabel mitnehmen!).

Aktives Zuhören

Haben Sie manchmal das Gefühl, dass Ihr Teenager eine völlig andere Sprache spricht als Sie selbst? Jugendliche suchen nach einer Identität. Sie experimentieren mit verschiedenen Werten und treffen Entscheidungen über ihre Zukunft. Als Eltern wollen Sie hören, was Ihre Kinder zu sagen haben und verstehen, was sie meinen. Aktives Zuhören kann Ihnen dabei helfen.

Konzentrieren Sie sich aufs Zuhören und versuchen Sie, wirklich zu verstehen, was ihr Kind sagt – auch wenn Sie nicht mit dem Gehörten einverstanden sind.

Warnung: Erwarten Sie keine schnellen Ergebnisse. Es wird wahrscheinlich ein bis zwei Monate dauern, bis sich Ihr verbessertes Zuhören auszahlen wird. Jugendliche wollen wissen, ob ihre Eltern es ernst meinen, wenn sie ein neues „Erziehungsprogramm" anfangen, und werden jede Gelegenheit wahrnehmen, dieses neue Programm zu testen und auf die Probe zu stellen. Geben Sie nicht auf! Wenn Sie es ernst meinen und wirklich daran arbeiten, etwas anders zu machen, werden sie nur in Ausnahmefällen keine Ergebnisse sehen.

1. Körpersprache

→ Wenden Sie Ihren Körper in Richtung Ihres Gegenübers und lehnen Sie sich leicht nach vorn. Nicken Sie ab und zu mit dem Kopf. Arme oder Beine, die vor dem Körper verkreuzt sind, signalisieren Verschlossenheit und weisen ab.

→ Halten Sie Augenkontakt. Ob Sie reden oder zuhören, Augenkontakt signalisiert Aufmerksamkeit, Offenheit und Interesse. Augenkontakt bedeutet nicht, dass Sie Ihr Gegenüber anstarren. Konzentrieren Sie sich erst auf das eine Auge, dann auf das andere. Wenn Sie eine „Pause" brauchen, schauen Sie lieber nach unten anstatt an Ihrem Gegenüber vorbei.

2. Fragen stellen

Fragen können anklagen und verurteilen. Wenn eine Mutter ihren Sohn fragt: „Warum kannst du dir keine besseren Freunde suchen?", dann zeigt das klar und deutlich, dass sie seine Freunde nicht mag und seinen Entscheidungen nicht traut. Hat diese Frage die Beziehung zwischen Mutter und Sohn verbessert oder verschlechtert?

Das Ziel der Mutter ist es, ihren Sohn dazu zu bewegen, über seine Freundschaften nachzudenken. Fragen, die ihr dabei helfen können, sind Fragen, die ihren Sohn dazu bewegen, sich seine eigenen Gedanken zu machen, nicht Fragen, die ihm ihre Meinung aufzwingen.

- → Was ist dir wichtig, wenn du Freundschaften schließt?
- → Wie entscheidest du, wer deine Freunde sind?
- → Kannst du dir einen Grund vorstellen, warum du eine Freundschaft beenden würdest?
- → Welche Eigenschaften erwartest du von einem guten Freund?

Und dann wird die Mutter gut zuhören und versuchen, ihren Sohn zu verstehen – auch wenn sie anders antworten würde. Damit hilft sie ihrem Sohn, unabhängig und kritisch nachzudenken, und sie beschützt ihre Beziehung zu ihm. Letztendlich haben Eltern wenig Kontrolle über die Freunde ihrer Teenager – wenn sie diesen nicht 24 Stunden am Tag folgen wollen. Es macht mehr Sinn, einen Jugendlichen dazu zu bringen, selbst nachzudenken, als sich auf Machtkämpfe einzulassen, die sie nicht gewinnen können.

Fragen, die das Zuhören unterstützen:
- → Etwas klarstellen: „Verstehe ich das richtig, du weißt nicht, wie du mit deiner Freundin über eure Beziehung reden kannst?"
- → Etwas besser verstehen: „Was meinst du damit, wenn du sagst, du kannst deine Lehrerin nicht ausstehen?"
- → Einzelheiten erfahren: „Kannst du mehr dazu sagen?"
- → Das Denken anregen: „Wie ist deine Meinung dazu?" „Welche Lösung kannst du dir vorstellen?" „Wie wirst du dieses Problem lösen?"
- → Nähere Umstände und Fakten verstehen: „Was ist passiert, bevor ihr angefangen habt, euch zu streiten?"

Aktiv zuhören bedeutet auch, nicht anzunehmen, dass Sie schon vorher wissen, was Ihr Kind denkt oder sagen will. Jugendliche haben oft das Gefühl, dass niemand sie verstehen kann. Wenn Sie sagen, dass Sie genau wissen, wie sich Ihr Kind fühlt oder was es denkt, dann werden sich die meisten Jugendlichen zurückziehen und das Gespräch beenden. Zeigen Sie wirkliches Interesse und tun Sie nicht nur so als ob, weil dieses Buch Sie dazu anleitet, sich interessiert zu zeigen. Achten Sie auf den Ton Ihrer Stimme und Ihre Körpersprache.

Machen Sie nur Vorschläge oder teilen Ihrem Kind Ihre Meinung mit, wenn es danach fragt. Wenn Sie einem Teenager gute Fragen stellen und ihm dann am Ende vorschlagen, was er tun sollte oder wie er das Problem lösen kann, dann wird er denken, dass Sie die ganze Zeit nur daran interessiert waren, ihm Ihre Meinung zu sagen, und dass alle Ihre Fragen nur „Show" waren. Da Ihr Ziel jedoch ist, Ihrem Kind unabhängiges Denken beizubringen, sollten Sie im Allgemeinen sehr vorsichtig mit Ihrer Meinung umgehen. Manchmal hilft es zu fragen: „Möchtest du wissen, was ich darüber denke?" oder „Ich war einmal in einer ähnlichen Situation, willst du hören, wie ich eine Lösung gefunden habe?"

3. Das Gehörte wiederholen

Manchmal ist es nützlich zu wiederholen, was Sie gehört haben, damit Ihr Kind weiß, dass Sie wirklich zugehört haben. Wenn Sie etwas nicht richtig verstanden haben, kann Ihr Kind Sie verbessern. Danach können Sie sich dann sicher sein, dass Sie Ihr Kind wirklich verstanden haben. Und wenn Ihr Kind dies weiß, dann ist es wahrscheinlicher, dass es Ihnen zuhört, wenn Sie eine Idee haben oder etwas vorschlagen.

Das folgende Beispiel gibt einen Dialog zwischen Mutter und Sohn wieder. Das Gespräch findet zu einem Zeitpunkt statt, an dem beide ruhig und guter Stimmung sind.

Mutter: „Michael, ich habe ein Problem damit, dass du deine kleinen Geschwister anbrüllst, wenn du wütend bist."

Michael: „Aber die nerven mich."

Mutter: „Sie gehen dir mit ihrer kindlichen Art auf die Nerven."

Michael: „Ja. Sie machen blöde Bemerkungen und haben einfach keine Ahnung, wie stressig mein Leben ist."

Mutter: „Wenn du nach Hause kommst, brauchst du erst mal deine Ruhe, weil viel in deinem Leben los ist. Und wenn deine Geschwister in ihrer kindlichen Art mit dir Zeit verbringen wollen, dann ist das zu viel für dich, und du wirst wütend."

Michael: „Genau. Wenn sie mich erst mal in Ruhe lassen würden, dann würde ich auch nicht so schnell wütend werden."

Mutter: „Hast du eine Idee, wie wir das Problem lösen könnten?"

Michael: „Kannst du die Kleinen dazu bringen, mich in Ruhe zu lassen, wenn ich in mein Zimmer gehe? Dann werde ich später mit ihnen spielen, wenn ich nicht mehr so gestresst bin."

Mutter: „Lass uns das versuchen."

4. Verständnis ausdrücken – nicht Einverständnis

Um wirklich Verständnis ausdrücken zu können, müssen Sie sich in die Lage Ihres Kindes versetzen. Das bedeutet, dass Sie Ihre Werte, Ansichten und Meinungen für einen Moment vergessen und versuchen, wie ein Jugendlicher zu denken und zu fühlen.

Verständnis bedeutet nicht, dass Sie mit dem Gesagten einverstanden sind. Es bedeutet nicht, dass Sie Ihrem Kind zustimmen. Es bedeutet nicht, dass Sie keine andere Meinung haben können. Aber für einen Moment versuchen Sie, die Welt und die Situation aus dem Blickwinkel Ihres Kindes zu sehen. Damit zeigen Sie Ihrem Kind, dass seine Gedanken, Ideen und Gefühle Ihnen wichtig sind und von Ihnen ernst genommen werden. Wenn sich Ihr Teenager ernst genommen fühlt, ist es wahrscheinlicher, dass er Ihnen auch in Zukunft seine Gedanken und Gefühle mitteilt.

Sie werden nicht von heute auf morgen ein Meister des aktiven Zuhörens werden. Je öfter Sie üben, desto leichter wird es Ihnen fallen. Fangen Sie so bald wie möglich an.

Und dann gibt es Situationen, in denen Sie so wenig wie möglich nachdenken und einfach Ihrem Herzen folgen sollten, denn manchmal ist es einfacher für Jugendliche, vor allem für Jungen, über sich und ihre Gefühle zu reden, wenn Sie alle diese Tipps ignorieren. Beginnen Sie ein Gespräch, wenn Sie nebeneinander im Auto sitzen und gerade keine gute Musik im Radio läuft, und haken Sie so wenig wie möglich nach.

Gefühle ausdrücken

Redet jemand über sich selbst und seine Gefühle, dann sind die meisten Menschen bereit, zuzuhören und über das Gesagte nachzudenken. Wenn jemand aber auf andere einredet, dann geht das im besten Fall links rein und rechts raus, und in allen anderen Fällen führt es zu Konflikten, Frustration und Wut.

Auch wenn es sich anfangs seltsam und gestellt anfühlt – die folgende Art und Weise, Gefühle auszudrücken, führt oft zu besserem Verständnis und offenerer Kommunikation.

Wenn Sie das nächste Mal frustriert sind oder sich unverstanden fühlen, dann probieren Sie es doch einfach mal aus.

→ Beschreiben Sie Ihre Gefühle.

→ Beschreiben Sie die Situation oder die Umstände, die zu diesen Gefühlen beitragen.

→ Wenn es angebracht ist, beschreiben Sie den Hintergrund der Situation oder Ihrer Gefühle.

→ Wie könnte eine Lösung aussehen, und was erhoffen Sie sich für die Zukunft?

Beispiel 1: Ich bin traurig und mache mir Sorgen, wenn du sagst, dass du um 21 Uhr zu Hause bist, dann aber erst um 23 Uhr kommst, weil ich dir dann nicht vertrauen kann. Und in Zukunft werde ich dir das Taschengeld kürzen, wenn du dich nicht an unsere Vereinbarungen hältst.

Beispiel 2: Ich bin frustriert und sauer, wenn du mich ignorierst, sobald ich versuche, mit dir über deine Zukunft zu reden, weil es mich an meine eigenen Fehler erinnert. Ich wünsche mir, dass du mir in Zukunft zuhörst, wenn ich versuche, dir dabei zu helfen, nicht dieselben Fehler zu machen.

Entwicklung von Teenagern

12-14 JAHRE

Unabhängigkeit:

→ Frage nach der eigenen Identität
→ Extreme Gefühle (himmelhoch jauchzend, zu Tode betrübt)
→ Fähigkeit, sich besser auszudrücken
→ Gefühle werden meist durch Verhalten ausgedrückt, nicht mit Worten
→ Freundschaften mit Gleichaltrigen werden immer wichtiger
→ Wenig liebevoller, manchmal unhöflicher Umgang mit Eltern
→ Erkenntnis, dass Eltern nicht perfekt sind, Eltern werden auf ihre Fehler hingewiesen
→ Suche nach liebenswerten Menschen neben den Eltern
→ Kindisches Verhalten
→ Freunde beeinflussen Interessen und Kleidung
→ Vor allem die Gegenwart und die nahe Zukunft stehen im Mittelpunkt des Interesses
→ Fähigkeit zu arbeiten

Sexualität:

→ Mädchen entwickeln sich schneller als Jungen
→ Freundschaften und Aktivitäten vor allem mit Jugendlichen des gleichen Geschlechts
→ Schüchternheit, leichtes Erröten, oft noch Zurückhaltung
→ Wunsch, gesehen zu werden
→ Bestehen auf einen privaten Bereich, Abschließen des Zimmers
→ Fragen nach den Veränderungen des Körpers
→ Befürchtung, nicht normal zu sein

Moralische und intellektuelle Entwicklung:

→ Austesten von Regeln und Grenzen
→ Experimente mit Zigaretten, Marihuana und Alkohol
→ Erlernen von abstraktem Denken und Argumentieren

14-17 JAHRE

Unabhängigkeit:

→ Egoismus. Unrealistisch hohe Erwartungen an sich selbst wechseln mit einem völlig negativen Selbstbild
→ Klagen darüber, dass Eltern Unabhängigkeit missgönnen
→ Sorgen über das eigene Aussehen
→ Schwierigkeiten, sich an Veränderungen des Körpers zu gewöhnen
→ Weniger Bemühen, es den Eltern recht zu machen
→ Geringere emotionale Bindung an die Eltern
→ Neue Freunde
→ Hoher Stellenwert der Meinung von Freunden
→ Trauer um den Verlust der engen Beziehung zu den Eltern

Sexualität:

→ Unsicherheit die eigene Attraktivität betreffend
→ Freundeskreis ändert sich häufig
→ Romantische Beziehungen werden wichtig, sind aber oft von kurzer Dauer
→ Gefühle und Gedanken werden einem Freund oder einer Freundin mitgeteilt
→ Gefühle von Liebe und Sehnsucht
→ Experimentieren mit sexueller Identität

Moralische und intellektuelle Entwicklung:

→ Häufig Führen eines Tagebuchs, um eigene Gedanken und Gefühle zu erforschen und zu verstehen
→ Gedanken über Beruf und Zukunft
→ Vorbilder und Ideale
→ Zielgerichtetes Planen und Verhalten
→ Gedanken über Werte und moralische Entscheidungen

17-19 JAHRE

Unabhängigkeit:

→ Bessere Vorstellung von der eigenen Identität
→ Fähigkeit, mit unerfüllten Bedürfnissen zu leben
→ Fähigkeit, Ideen zu durchdenken
→ Fähigkeit, Gefühle regelmäßig durch Worte und nicht durch Taten auszudrücken
→ Entwickelter Sinn für Humor
→ Wissen darüber, wo eigene Interessen liegen und wo nicht
→ Größere emotionale Stabilität
→ Fähigkeit, unabhängige Entscheidungen zu treffen
→ Fähigkeit, Kompromisse zu schließen
→ Selbstständigkeit
→ Mitgefühl und Sorge um andere
→ Klare Berufswünsche
→ Gedanken über die Zukunft und die eigene Rolle im Leben

Sexualität:

→ Suche nach langfristigen romantischen Beziehungen
→ Klare sexuelle Identität
→ Fähigkeit, selbstlos zu lieben

Moralische und intellektuelle Entwicklung:

→ Einsicht und Verständnis
→ Gefestigtes Selbstwertgefühl
→ Hoher Stellenwert von Würde
→ Fähigkeit, Ziele zu setzen und zu erreichen
→ Akzeptanz sozialer Regeln, Normen und Traditionen
→ Fähigkeit, Gefühle zu regulieren

Gründe der Wut erkennen

Wut gleicht oft einem Vulkan. Verleihen Sie Ihrer Wut Ausdruck, indem Sie ein Bild malen. Wählen Sie einen Zeitpunkt, zu dem keines der Familienmitglieder wütend ist. Beschreiben Sie, wie ein Vulkan funktioniert: Erst kocht und brodelt es innen eine ganze Zeitlang, dann bricht er aus. Oft werden „leisere" Gefühle wie Angst, Unsicherheit, Einsamkeit, Trauer oder Schuldgefühle hinter der Wut versteckt.

Los geht's: Malen Sie den Ausbruch. Wie sieht er aus? Welche Farbe hat er? Wie hört er sich an? Wer wird getroffen? Wird jemand öfter getroffen als andere? Wie viel Lava fliegt? Wie viel Rauch gibt's? Dann malen und beschriften Sie das Innere des Vulkans. Welche Gefühle verstecken sich dort? Welche Gedanken begleiten diese Gefühle? Was sagen diese Gedanken über Sie, Ihre Beziehungen, Ihre Umwelt, Ihr Leben aus?

Beispiel:
Ich verstecke meine Unsicherheit und Einsamkeit hinter meiner Wut. Ich denke, dass ich es nicht wert bin, dass mich meine Eltern ernst nehmen und mir wirklich zuhören, weil ich so viele Fehler gemacht habe. Ich glaube, dass ich weniger wertvoll und im Vergleich zu meinen Geschwistern minderwertig bin. Ich glaube, dass ich ein Versager bin und es zu nichts im Leben bringen werde. Warum sollte ich da versuchen, gute Entscheidungen zu treffen? Es lohnt sich ja doch nicht.

Diese Gefühle und Gedanken sind nicht ungewöhnlich für einen wütenden oder aggressiven Teenager. Im Gespräch mit den Eltern oder in der Therapie können dann die Unsicherheit, die Einsamkeit und die unrealistischen Gedanken direkt angesprochen werden. Die Wut, die zwar viele Probleme bereitet aber eigentlich nur eine Maske ist, rückt damit in den Hintergrund.

Die vier Elemente
einer guten Entschuldigung

Sie haben wahrscheinlich Hunderte von Entschuldigungen gehört, darunter aber vermutlich nur wenige, die Ihnen aufrichtig und ehrlich erschienen. Eine gute Entschuldigung hat vier unerlässliche „Zutaten":

1. Der Täter übernimmt die Verantwortung für sein Verhalten und gibt zu, dass es falsch war. Wenn jemand hier viele Erklärungen abgibt oder die Schuld auf andere schiebt, dann ist es keine ehrliche Entschuldigung. Manche Menschen entschuldigen sich auch dafür, dass Ihnen etwas passiert ist, aber nicht dafür, dass sie etwas Falsches getan haben („Es tut mir leid, dass das dumm gelaufen ist." „Es tut mir leid, dass du mich missverstanden hast." „Es tut mir leid, dass wir uns gestritten haben.") Im Gegensatz dazu beschreibt die Entschuldigung, die von Herzen kommt, ganz genau, was der Täter falsch gemacht hat. („Es tut mir leid, dass ich dich angeschrien habe. Das war nicht richtig." „Es tut mir leid, dass ich dich angelogen habe. Das war falsch." „Ich habe 20 Euro aus deiner Handtasche gestohlen. Das war eine schlechte Entscheidung.")

2. Der Täter versucht, sich in Ihre Lage zu versetzen und sich vorzustellen, wie die Tat Sie betroffen hat. („Du warst wahrscheinlich traurig und wütend." „Das hat dir wahrscheinlich sehr wehgetan." „Du hast dich vermutlich betrogen gefühlt.")

3. Die eigentliche Entschuldigung. Der Täter sagt, dass ihm die Tat leidtut und bittet um Vergebung. („Es tut mir von Herzen leid." „Kannst du mir vergeben?" „Ich entschuldige mich für mein Verhalten.")

4. Zuletzt sollte ein Plan mitgeteilt werden, um ähnliche Taten in Zukunft zu vermeiden. Der Täter beschreibt, was er tun wird, um den gleichen Fehler nicht zu wiederholen. („Ich werde mir eine Gelbe Karte geben, bevor ich so wütend werde, dass ich dich anschreie." „Ich werde mit dir in die Familientherapie gehen, damit wir unsere Beziehung reparieren können." „Ich werde es respektieren, wenn du Nein sagst.")

Wenn eine Entschuldigung alle diese Elemente enthält, dann sind Sie wahrscheinlich bereit, zu vergeben und auf Versöhnung hinzuarbeiten. Wenn etwas fehlt, haben Sie vermutlich das Gefühl, dass die Entschuldigung nicht wirklich von Herzen kam. Ein bestimmtes Element der Entschuldigung kann je nach Situation auch besonders wichtig erscheinen. Wenn sich beispielsweise jemand ständig für die gleichen Vergehen entschuldigt, diese dann aber trotzdem wiederholt, kommt dem vierten Element besondere Bedeutung zu. Für Menschen, die in ihrem Leben oft in ungerechter Weise für Dinge zur Verantwortung gezogen wurden, mit denen sie nichts zu tun hatten, ist zum Beispiel oft das erste Element besonders wichtig.

Werden Sie zu einem Menschen, der sich ausgezeichnet entschuldigen kann, wenn er einen Fehler gemacht hat. Je öfter und besser Sie sich entschuldigen, desto größer die Wahrscheinlichkeit, dass Ihr Teenager das auch tut.

Gefühle benennen

Vielen Familien fehlen die Worte, um ihre Gefühle auszudrücken. Wenn man danach fragt, wie es ihnen geht, hört man oft „gut", „schlecht" oder „okay." Diese Worte drücken jedoch keine Gefühle aus, sondern bewerten einen Gefühlszustand. Gefühle sind weder gut noch schlecht, sie existieren einfach nur. Hier ist eine Liste von Gefühlen, die Ihnen und Ihrer Familie helfen kann, Gefühle auszudrücken, anstatt sie zu bewerten.

allein gelassen	*erleichtert*
angegriffen	*erniedrigt*
angespannt	*fähig*
ängstlich	*froh*
ärgerlich	*geborgen*
aufgemuntert	*geduldig*
ausgeglichen	*gelangweilt*
ausgelaugt	*genötigt*
bedroht	*geschmeichelt*
bedrückt	*gespannt*
bekümmert	*gierig*
belästigt	*glücklich*
beschämt	*hilflos*
bestätigt	*hoffnungslos*
betrogen	*in Panik*
bloßgestellt	*leer*
dankbar	*lustlos*
eingeengt	*minderwertig*
eingeschüchtert	*mitschuldig*
einsam	*nervös*
energiegeladen	*niedergeschlagen*
entschlossen	*provoziert*

ratlos	unterfordert
reuevoll	unternehmungslustig
sauer	unterschätzt
schuldbewusst	unterstützt
schuldig	untröstlich
schwach	unwichtig
selbstsicher	verachtet
stark	verbittert
traurig	verlassen
überfordert	verletzt
überheblich	verliebt
überrascht	verraten
umworben	verstanden
unbeachtet	verurteilt
ungeliebt	verzweifelt
unglücklich	wütend
unsicher	zornig
unter Druck	zuversichtlich

Adressen und Hotlines

Informationen und Hilfe für Eltern von Jugendlichen mit Alkohol-, Drogen- und anderen Suchtproblemen

www.annegret-noble.com: Homepage der Autorin
www.al-anon.de: Selbsthilfegruppen für Familien & Freunde von (werdenden) Alkoholikern. Tel.: 0201-77 30 07
www.anonyme-alkoholiker.de: Selbsthilfegruppen für Alkoholiker. Oft auch Gruppen speziell für Jugendliche. Tel.: 08731-32 57 30
www.drugcom.de: Verzeichnis von Drogenberatungsstellen, Informationen über Drogen, Beratungstelefon
www.narcotics-anonymous.de: Selbsthilfegruppen für Drogennutzer
www.onlinesucht.de: Verzeichnis von Beratungsstellen für Computerspiel- und Internetsucht
www.rollenspielsucht.de: Elterninitiative für Computerspiel- und Internetsucht
www.suchthilfe-mv.de: Mediensuchtberatung Mecklenburg-Vorpommern
www.bzga.de: Bundeszentrale für gesundheitliche Aufklärung. Vermittlung von Beratungsstellen. Informationen über Drogen. Tel.: 0221-89 20 31
www.dhs.de: Deutsche Hauptstelle für Suchtfragen e. V. Vermittlung von Beratungsstellen. Informationen über Drogen. Tel.: 02381-901 50
www.stern.de/sucht: Special zu Suchterkrankungen mit Ratgeber
www.nobleacres.org: Therapieprogramm mit Pferden

Weitere Informationen

www.kompetenznetz-depression.de: Informationen
und Rat für Jugendliche mit Depressionen
www.geo.de: Geo-Wissen. Pubertät

Hotlines und Hilfe im Internet

www.kids-hotline.de
www.kidkit.de
www.bke-jugendberatung.de
www.kummernetz.de
www.tschau.ch
www.wellenbrecher.de
www.QuoVadis-Jugendhilfe.de
www.familiennetz.eltern.de
www.aim-ev.de
www.jugendhilfeportal.de
www.caritas.de

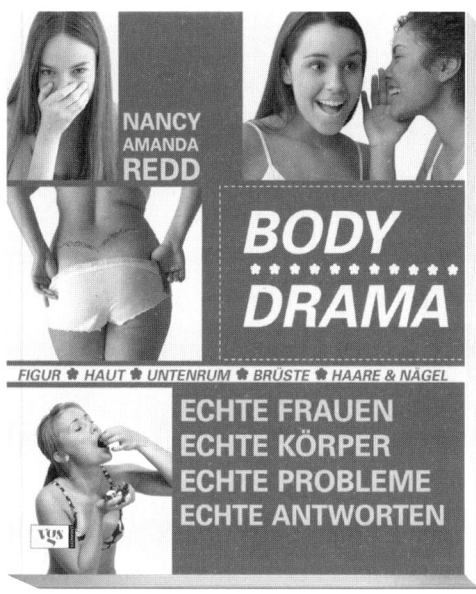

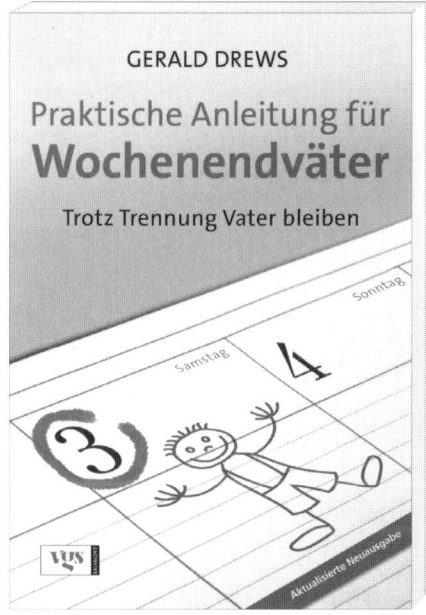
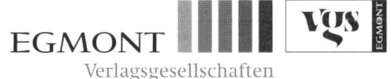